常见病原微生物的科学防控

齐眉　仇岩　主编

山东大学出版社
·济南·

图书在版编目（CIP）数据

常见病原微生物的科学防控/齐眉,仇岩主编. ——
济南:山东大学出版社,2021.1
ISBN 978-7-5607-6680-5

Ⅰ.①常… Ⅱ.①齐… Ⅲ.①病原微生物②
免疫学 Ⅳ.①R37②R392

中国版本图书馆 CIP 数据核字(2020)第 155397 号

策划编辑　徐翔
责任编辑　徐翔　蔡梦阳
封面设计　牛钧

出版发行	山东大学出版社
社　　址	山东省济南市山大南路 20 号
邮政编码	250100
发行热线	(0531)88363008
经　　销	新华书店
印　　刷	山东和平商务有限公司
规　　格	880 毫米×1230 毫米　1/32
	5.5 印张　165 千字
版　　次	2021 年 1 月第 1 版
印　　次	2021 年 1 月第 1 次印刷
定　　价	32.00 元

前　言

　　病原微生物虽然肉眼看不见,但它却无处不在,与我们的日常生活息息相关。它们是引起食物中毒、破伤风、狂犬病、肺结核、艾滋病、慢性肝炎甚至恶性肿瘤(肝癌、胃癌、宫颈癌、鼻咽癌等)等的"元凶"。

　　本书旨在介绍常见病原微生物的传播途径与防控措施,提高公众对常见病原微生物的科学认知和科学防控意识,助益公共卫生安全的维护。

　　本书分为三部分。第一篇为病原微生物学概论,主要介绍微生物的定义、分类、生物学特性(形态、结构、增殖特点、遗传与变异、抵抗力等)、致病性(致病机制、传播途径、感染类型等)、微生物学检查及防治原则(非特异性预防措施、特异性预防措施等)。第二篇为常见病原微生物的传播与防控,包括肺炎链球菌、脑膜炎奈瑟菌、结核分枝杆菌、破伤风梭菌、流感病毒及禽流感病毒、麻疹病毒、腮腺炎病毒、轮状病毒、脊髓灰质炎病毒、肝炎病毒、流行性乙型脑炎病毒、汉坦病毒、人类免疫缺陷病毒(HIV)、狂犬病病毒、人乳头瘤病毒(HPV)等的传播途径和防控措施。第三篇为专题篇,包括与献血员血液筛查、恶性肿瘤、性传播疾病等有关的病原微生物的传播途径和防控措施。

希望通过本书能对常见病原微生物的科学防控起到扩大宣传的作用,也恳请看到本书的读者能通过有效途径对与公共卫生安全息息相关的肝炎病毒、人类免疫缺陷病毒、狂犬病病毒等病毒进行积极防控! 让我们携起手来,共同维护中国及世界公共卫生安全!

由于编者水平所限,书中难免存在疏漏和错误之处,恳请广大读者批评指正!

齐眉　仇岩

2020 年 5 月

目 录

1

第三篇　专题篇

第一篇 病原微生物学概论

第一章　微生物的定义和分类

一、微生物

微生物是指存在于自然界中,个体微小,结构简单,肉眼直接不可见,必须借助光学显微镜或电子显微镜放大数百倍、数千倍甚至数万倍才能观察到的微小生物。

二、病原微生物

病原微生物是指能够引起人类和动植物发生疾病的微生物。

三、微生物的分类

微生物种类繁多,按其大小、结构、组成等可分为三大类。

1.非细胞型微生物

非细胞型微生物仅由核酸(DNA 或 RNA)和蛋白质组成,例如病毒。

2.原核细胞型微生物

原核细胞型微生物是由细胞壁、细胞膜以及原始的核质组成,例如细菌、衣原体、支原体、立克次体、螺旋体、放线菌等。

3.真核细胞型微生物

真核细胞型微生物具有典型的细胞核(有核膜、核仁),细胞质中细胞器完整,例如真菌。

(齐眉)

第二章　细菌的形态与结构

一、细菌的大小与形态

1.细菌的大小

观察细菌最常用的仪器是光学显微镜。细菌的大小可用测微尺在显微镜下测量,一般以微米(μm)为单位。

2.细菌的基本形态

细菌有球形、杆形、螺形三种基本形态,相应分为球菌、杆菌和螺形菌三大类。

二、细菌的基本结构

(一)细菌基本结构概述

细菌基本结构包括细胞壁、细胞膜、细胞质和核质。

1.细胞壁

细胞壁位于细胞最外层,是一种膜状结构。用革兰氏染色法可将细菌分为革兰氏阳性菌(G^+)和革兰氏阴性菌(G^-)两大类。两类细菌细胞壁的共有组分为肽聚糖,但分别拥有各自的特殊组分。

(1)革兰氏阳性菌细胞壁组分

革兰氏阳性菌细胞壁除含有肽聚糖外,大多数还含有大量的磷壁酸,少数是磷壁醛酸,约占细胞壁干重的50%。磷壁酸按其结合部位不同分为壁磷壁酸和膜磷壁酸(又称脂磷壁酸,LTA)。磷壁酸具有抗原性及黏附素活性(如 A 群链球菌的 LTA 有黏附功能)。此外,某些革兰氏阳性菌细胞壁表面上有一些特殊的表面蛋白质,如金黄色葡萄球菌 A 蛋白、A 群链球菌 M 蛋白等,这些都与细菌的致病性密切相关。

（2）革兰氏阴性菌细胞壁组分

革兰氏阴性菌细胞壁除肽聚糖外,尚有其特殊组分外膜,约占细胞壁干重的 80%。外膜是革兰氏阴性菌细胞壁的主要结构,由脂蛋白、脂质双层和脂多糖组成。

脂多糖即革兰氏阴性菌的内毒素,由三部分组成：

①脂质 A：细菌内毒素的毒性和生物学活性的主要组分,无种属特异性,故不同细菌产生的内毒素的毒性作用均相似。

②核心多糖：位于脂质 A 的外层,有属特异性,同一属细菌核心多糖相同。

③特异多糖：具有种属特异性,是革兰氏阴性菌的菌体抗原（O 抗原）。当特异多糖缺失时,细菌由光滑型（S）变为粗糙型（R）。

（3）细胞壁的功能

①维持菌体形态,抵抗渗透压的影响。

②参与细菌体内外的物质交换。

③具有多种抗原表位,诱发机体免疫应答。

④黏附宿主细胞,与细菌致病性有关,如脂磷壁酸。

⑤与耐药性有关。革兰氏阳性菌肽聚糖缺失可使作用于细胞壁的抗菌药物失效,革兰氏阴性菌外膜可阻碍溶菌酶、抗生素等进入。

（4）细菌细胞壁缺陷型（细菌 L 型）

细菌细胞壁的肽聚糖结构受到理化或生物因素的破坏或合成被抑制后,在高渗环境下,仍可生存的细菌称细菌 L 型。

①细菌 L 型的成因：诱发因素包括溶菌酶、溶葡萄球菌素、青霉素、胆汁、抗体、补体等；或抑制细胞壁合成的药物,如 β-内酰胺类抗生素等；或因培养物中缺乏合成细胞壁的成分,如赖氨酸等；也可用紫外线等诱变获得。

②细菌 L 型的形态：大小不一,高度多形性,革兰氏染色为阴性。

③细菌 L 型的培养:可用高渗、低琼脂含血清的培养基进行培养,生长缓慢,蛋煎蛋样细小菌落。

④细菌 L 型的致病性:临床上可引起慢性感染,但常规细菌学检查结果阴性。

2.细胞膜

细胞膜位于细胞壁内侧,由磷脂和多种蛋白质组成,不含胆固醇。

(1)功能

细胞膜参与细菌物质转运、生物合成、分泌、呼吸等生物学作用。

(2)中介体

细菌部分细胞膜内陷、折叠、卷曲形成的囊状物,参与细菌分裂。

3.细胞质

细胞质是细胞膜包裹的溶胶状物质,含有许多重要结构。

4.核质

核质是由单一密闭环状 DNA 分子反复回旋卷曲盘绕组成的松散网状结构,集中于细胞质的某一区域。其无核膜、核仁和有丝分裂器,是细菌的遗传物质。

(二)肽聚糖的结构

肽聚糖是细菌细胞壁中的主要成分,为原核细胞所特有。

1.组成

革兰氏阳性菌肽聚糖由聚糖骨架、四肽侧链、五肽交联桥(五个甘氨酸组成)三部分组成。革兰氏阴性菌肽聚糖由聚糖骨架、四肽侧链组成,无五肽交联桥。

聚糖骨架由 N-乙酰葡糖胺和 N-乙酰胞壁酸交替间隔排列,经 β-1,4 糖苷键联结而成。各种细菌的聚糖骨架均相同。

四肽侧链的组成和联结随细菌种类不同而异,如 G^+ 葡萄球菌:四肽侧链的氨基酸依次为 L-丙氨酸、D-谷氨酸、L-赖氨酸、D-丙氨酸,第三位的 L-赖氨酸通过五肽交联桥联结到相邻聚糖骨架四肽侧链末端的 D-丙氨酸上,构成坚韧的三维立体结构。G⁻ 大肠埃希菌:四肽侧链的第三位是二氨基庚二酸(DAP),并由 DAP 与相邻四肽侧链的 D-丙氨酸直接相连,没有五肽交联桥,只形成二维结构。

2.溶菌酶的作用靶点

溶菌酶能切断 N-乙酰葡糖胺和 N-乙酰胞壁酸之间的 β-1,4 键的分子连接,破坏聚糖骨架,引起细菌裂解。

3.青霉素的作用靶点

青霉素能与细菌竞争合成肽聚糖过程中所需的转肽酶,并干扰甘氨酸交联桥与四肽侧链上的 D-丙氨酸之间的联结,使细菌不能合成完整的肽聚糖,从而导致细菌死亡。

(三)革兰氏阳性菌与阴性菌细胞壁结构异同

革兰氏阳性菌与阴性菌细胞壁结构有很大不同见表 2-1,因此二者在染色性、抗原性、致病性以及对抗生素的敏感性方面有很大差异。

表 2-1 革兰氏阳性菌与阴性菌细胞壁结构比较

细胞壁	革兰氏阳性菌	革兰氏阴性菌
强度	三维立体结构,较坚韧	二维平面结构,较疏松
厚度	厚,20~80 nm	薄,10~15 nm
肽聚糖结构	聚糖骨架、四肽侧链和五肽交联桥	聚糖骨架、四肽侧链
肽聚糖层数	多,可达 50 层	少,1~2 层
肽聚糖含量	多,占细胞壁干重 50%~80%	少,占细胞壁干重 5%~20%
磷壁酸	+	−
外膜	−	+
糖类含量	多,约 45%	少,15%~20%
脂类含量	少,1%~4%	多,11%~22%
溶菌酶作用	敏感	不太敏感
青霉素作用	敏感	不敏感(某些革兰氏阴性菌如奈瑟菌对青霉素亦敏感)

（四）细菌细胞质中与医学有关的重要结构与意义

1. 核糖体

核糖体是细菌合成蛋白质的场所。细菌核糖体沉降系数为 70 S（由 30 S＋50 S 两个亚基组成），与真核细胞 80 S（由 60 S＋40 S 两个亚基组成）核糖体不同。核糖体是抗生素的作用位点，例如红霉素与细菌核糖体的 50 S 亚基结合，干扰细菌蛋白质合成，但对人核糖体无作用。

2. 质粒

质粒是染色体外的遗传质，存在于细菌细胞质中，为闭合环状的双链 DNA，带有遗传信息。质粒可以控制细菌某些特定的遗传性状，如菌毛、细菌素、毒素、耐药性等。另外，质粒可作为载体广泛应用于分子生物学研究中。

3. 胞质颗粒

细菌细胞质中含有多种颗粒，大多为贮藏的营养物质，包括糖原、脂类、磷酸盐等。其中重点要强调的是异染颗粒，它与细菌鉴别有关，常见于白喉棒状杆菌。

三、细菌的特殊结构

（一）荚膜

1. 定义

荚膜是细菌代谢过程中分泌在细胞壁外的一层黏液性物质（多糖或蛋白质的多聚体），能牢固地与细胞壁结合，其厚度约为 0.2 μm，边界明显。

微荚膜是指与细胞壁结合牢固，厚度小于 0.2 μm 者。

黏液层是指边界不明显且易被洗脱者。

2. 功能

（1）抗吞噬作用

荚膜具有保护细菌抵抗宿主吞噬细胞的吞噬和消化作用，是病原菌的重要毒力因子。

（2）黏附作用

荚膜多糖使细菌相互黏附,也可黏附于组织细胞或无生命物体表面,参与生物被膜的形成,是引起感染的主要因素。

（3）抗有害物质的损伤作用

荚膜位于细菌的最外层,可保护菌体避免和减少受溶菌酶、补体、抗体和抗菌药物等有害物质的损伤。

（二）鞭毛

1.定义

某些细菌（包括所有弧菌和螺菌,约半数杆菌和个别球菌）表面附着的细长呈波状弯曲的丝状物（化学成分为蛋白质）。根据鞭毛的数量、位置可将鞭毛菌分成四类:单毛菌、双毛菌、丛毛菌、周毛菌。

2.鞭毛的功能

（1）运动器官

鞭毛是细菌的运动器官,有鞭毛的细菌在液体环境中能自由地运动。

（2）与致病性有关

有些细菌的鞭毛与致病性有关,如霍乱弧菌等细菌可通过活泼的鞭毛运动穿透小肠黏膜表面覆盖的黏液层,使菌体黏附于肠黏膜上皮细胞,产生肠毒素导致病变发生。

（3）细菌鉴定和分类

根据细菌能否运动、鞭毛的数量、部位和特异的抗原性等特点,进行细菌鉴定和细菌分类。

（三）菌毛

1.定义

许多革兰氏阴性菌和少数革兰氏阳性菌菌体表面存在着一种比鞭毛更细、更短且直硬的丝状物（仅在电镜下可见）,称为菌毛。菌毛的化学组成是蛋白质。菌毛的种类可分为普通菌毛和性菌毛。

2.菌毛的功能

普通菌毛有黏附作用,与细菌的致病性密切相关。例如:大肠埃希氏菌的Ⅰ型菌毛,肠产毒素性大肠杆菌的定植因子（CFA/Ⅰ）。

性菌毛,又称"F菌毛",通过接合过程在细菌间传递遗传物质。

（四）芽孢

1.定义

某些细菌在一定环境条件下,能在菌体内部形成一个圆形或卵圆形小体,是细菌的休眠形式（不是繁殖方式）,称为芽孢。产生芽孢的细菌都是革兰氏阳性菌。

2.功能及医学意义

（1）抵抗力强

芽孢对热、干燥、辐射、化学消毒剂等理化因素均有强大的抵抗力。细菌繁殖体在80 ℃水中迅速死亡,但细菌芽孢在100 ℃沸水中可存活数小时。被炭疽杆菌芽孢污染的草原,传染性可保持20～30年。

（2）杀死细菌芽孢是判断灭菌效果的指标

杀灭芽孢最可靠的方法是高压蒸汽灭菌法。进行高压蒸汽灭菌时,应以芽孢是否被杀死作为判断灭菌效果的指标。

四、革兰氏染色的结果判定和医学意义

（一）革兰氏染色的结果判定

革兰氏染色可把细菌分成两大类,细菌被染成紫色者为革兰氏阳性菌,被染成红色者为革兰氏阴性菌。

（二）革兰氏染色法的医学意义

1.鉴别细菌

革兰氏染色法可将所有细菌分成革兰氏阳性菌及革兰氏阴性菌两大类,便于初步识别细菌。

2.选择药物

临床上可根据病原菌的革兰氏染色性,选择有效的抗生素用于治疗。

3.致病性

有些革兰氏阳性菌能产生外毒素,而革兰氏阴性菌则主要产生内毒素,两者致病作用不同。

（齐眉）

第三章　细菌的生理

一、细菌生长繁殖的基本条件

1.充足的营养物质

充足的营养物质可为细菌的新陈代谢及生长繁殖提供必需的原料和能量,包括水、碳源、氮源、无机盐、生长因子等。

2.氢离子浓度(pH 值)

多数致病菌最适生长 pH 值为 7.2~7.6。但霍乱弧菌在 pH 值为 8.4~9.2 时生长最好,结核分枝杆菌的最适生长 pH 为 6.5~6.8。

3.温度

病原菌在长期进化过程中已经适应了人体环境,它们的最适生长温度为人的体温 37 ℃。

4.气体

不同的细菌对气体的需求有所差异。根据细菌代谢时对分子氧的需求与否,可分为专性需氧菌、微需氧菌、兼性厌氧菌、专性厌氧菌四类。

二、细菌的生长方式

(一)细菌个体的生长繁殖

细菌以二分裂方式进行无性繁殖。细菌细胞分裂时,DNA 分子附着在细胞膜上并复制为两个,然后随着细胞膜的延长,复制而成的两个 DNA 分子彼此分开;同时,细胞中部的细胞膜和细胞壁向内生长,形成隔膜,将细胞质分成两半,形成两个子细胞,这个过程就被称为细菌的二分裂。

细菌分裂、数量倍增所需要的时间称为代时。多数细菌的代时为 20～30 分钟。个别细菌繁殖速度较慢,如结核分枝杆菌的代时达 18～20 小时。

(二)细菌群体的生长繁殖

根据细菌生长曲线,可将细菌群体的生长繁殖分为四个时期。

1.迟缓期

迟缓期是细菌的适应阶段,该期菌体增大,代谢活跃,分裂迟缓,繁殖极少。

2.对数期

此期细菌生长迅速,活菌数以恒定的几何级数增长。细菌的形态、染色性、生理活性等都较典型,研究细菌的生物学性状应选用该期细菌。

3.稳定期

细菌繁殖速度减慢,死菌数逐渐增加。细菌的形态、染色性、生理性状有所改变,生成芽孢、外毒素、抗生素等代谢产物。

4.衰亡期

死菌数超过活菌数,细菌形态显著改变,生理代谢活动趋于停滞。

三、根据对氧需求进行细菌分类

1.专性需氧菌

专性需氧菌具有完善的呼吸系统,需要氧分子作为受氢体以完成需氧呼吸,仅能在有氧的环境下生存,如结核分枝杆菌。

2.微需氧菌

微需氧菌在低氧压(5%～6%)生长最好,氧压大于 10% 时会对其产生抑制作用,如幽门螺杆菌。

3.兼性厌氧菌

兼性厌氧菌兼有需氧呼吸和无氧发酵两种功能,在有氧或无氧环境中都能生长,但以有氧时生长较好,大多数病原菌属于此类。

4.专性厌氧菌

专性厌氧菌缺乏完善的呼吸酶系统,只能在低氧分压或无氧环境中进行发酵,如破伤风梭菌等。

四、细菌的代谢

(一)分解代谢产物和细菌的生化反应

细菌的生化反应可用来检测细菌对各种基质的代谢作用及代谢产物,借以区别和鉴别细菌种类的生化试验。

(二)合成代谢产物及其在医学上的意义

1.热原质

热原质是指细菌合成的一种注入人体或动物体内能引起发热反应的物质,产生热原质的细菌大多是革兰氏阴性菌。热原质即细胞壁脂多糖,具有耐高温的特点,高压蒸汽灭菌(121 ℃,20 分钟)亦不被破坏,250 ℃高温干烤才能破坏热原质。用吸附剂和特殊石棉滤板可除去液体中大部分热原质,蒸馏法效果最好。

2.毒素

毒素包括内毒素和外毒素,是细菌重要的致病因子。外毒素是多数革兰氏阳性菌和少数革兰氏阴性菌在生长繁殖过程中释放到菌体外的蛋白质。内毒素是革兰氏阴性菌细胞壁的脂多糖,当菌体死亡崩解后游离出来。外毒素毒性强于内毒素。

3.色素

色素分为水溶性色素和脂溶性色素,常用于鉴别细菌。水溶性色素能弥散到培养基或周围组织,如铜绿假单胞菌产生的色素使培养基或感染的脓汁呈绿色。脂溶性色素不溶于水,只存在于菌体,使菌落显色而培养基颜色不变,如金黄色葡萄球菌产生的金黄色色素。

4.抗生素

抗生素是某些微生物在代谢过程中产生的一类能抑制或杀死

某些其他微生物或肿瘤细胞的物质,多由放线菌和真菌产生。

5.细菌素

细菌素是某些细菌产生的具有抗菌作用的蛋白质,仅对亲缘关系近的细菌有杀伤作用,可用于细菌分型和流行病学调查。

6.维生素

细菌能合成某些维生素,除供自身需要外,还能分泌至周围环境中,如人体肠道内大肠埃希菌合成的维生素 B、维生素 K 也可被人体吸收利用。

(齐眉)

第四章　消毒与灭菌

一、基本概念

1. 消毒

消毒是杀死物体上病原微生物的方法,并不一定能杀死含芽孢的细菌或非病原微生物。

2. 灭菌

灭菌是杀死物体上所有微生物的方法,包括杀灭细菌芽孢、病毒和真菌等在内的全部病原微生物和非病原微生物。

3. 无菌

无菌是不存在活菌的意思,多是灭菌的结果。

二、物理灭菌法

(一)热力灭菌法的种类及应用

1. 干热灭菌法

(1)焚烧

焚烧是指直接点燃或在焚烧炉内焚烧,是一种彻底的灭菌方法,适用于病理性废弃物或动物尸体等的处理。

(2)烧灼

烧灼是指直接用火焰灭菌,适用于接种环、试管口等的灭菌。

(3)干烤

干烤是利用干烤箱灭菌,一般加热至 171 ℃持续 1 小时,或

160 ℃持续 2 小时,或 121 ℃ 持续 16 小时。这种方法适用于高温下不变质、不损坏、不蒸发的物品,如玻璃器皿等。

(4)红外线

红外线是一种波长为 $0.77\sim1000\ \mu m$ 的电磁波,尤以波长为 $1\sim10\ \mu m$ 的热效应最强。但热效应只能在照射到的表面产生,不能使物体均匀加热,多用于医疗器械和食具的消毒与灭菌。

2.湿热灭菌法

(1)巴氏消毒法

巴氏消毒法主要用于杀灭液体中的病原菌或特定微生物,需要在 $61.1\sim62.8$ ℃的环境下持续 30 分钟或在 71.7 ℃的环境下维持 $15\sim30$ 秒,常用于牛乳制品、酒类等的消毒。

(2)煮沸法

煮沸法的温度为 100 ℃。一般细菌的繁殖体在沸水中 5 分钟能被杀死,细菌芽孢需要煮沸 $1\sim2$ 小时才能被杀灭,常用于消毒食具、刀剪、注射器等。

(3)流动蒸汽消毒法

流动蒸汽消毒法是利用 100 ℃的水蒸气进行消毒,细菌繁殖体 $15\sim30$ 分钟即可被杀灭,常不能杀灭全部细菌芽孢。

(4)间歇蒸汽灭菌法

间歇蒸汽灭菌法是利用反复多次的流动蒸汽间歇加热。将需要灭菌的物品置于流通蒸汽灭菌器内,调节温度到 100 ℃加热 $15\sim30$ 分钟即可杀死其中的细菌繁殖体。取出后放 37 ℃孵箱过夜,目的是使芽孢发育成繁殖体,次日再蒸一次。如此连续三次以上,可杀死芽孢达到灭菌效果。这种灭菌法适用于不耐高热的含糖、牛奶等的培养基。

(5)高压蒸汽灭菌法(最常用,效果最好)

高压蒸汽灭菌器是一个密闭的耐高压蒸锅。在密闭容器内,压力升至 103.4 kPa(1.05 kg/cm²),温度达 121.3 ℃,维持 $15\sim30$ 分钟,可达到灭菌目的。这种方法可以杀死包括细菌芽孢在内的所有微生物,常用于耐高温、耐湿物品的灭菌,如培养基、生理盐水、手术敷料等。

（二）辐射杀菌法

1. 紫外线杀菌

波长为 240～300 nm 的紫外线有杀菌作用,其中以波长为 265～266 nm 的作用最强。

杀菌机制:紫外线作用于 DNA,使一条 DNA 链上两个相邻的胸腺嘧啶形成二聚体,干扰 DNA 的复制与转录。

杀菌作用特点:紫外线穿透力弱,常用于空气消毒和物体表面消毒。

适用范围:适用于手术室、传染病房、细菌实验室的空气消毒,或不耐热物品的表面消毒。

2. 电离辐射

电离射线包括 β 射线和 γ 射线等,具有穿透性强、作用时间慢、对安全措施要求高的特点。这种方法常用于一次性塑料制品的消毒,亦可用于食品、药品和生物制品的消毒灭菌,而不破坏其营养成分。

3. 微波

微波是指波长为 0.1～1000 mm 的电磁波,可穿透玻璃、陶瓷和薄塑料等物质,不能穿透金属表面。这种方法主要用于食品、非金属器械、检验室用品、食品用具、药杯等的消毒。

（三）滤过除菌法

滤过除菌法是指用物理阻留的方法将液体或空气中的细菌除去,达到无菌目的。但这种方法不能除去病毒和支原体。除菌的滤膜孔径在 0.45 μm 以下,最小为 0.1 μm,最常用的为 0.22 μm。

（四）化学消毒灭菌法

化学消毒灭菌法是利用化学消毒剂发挥防腐、消毒甚至灭菌的作用。原理包括:①促进菌体蛋白质变性或凝固;②干扰细菌的酶系统或代谢;③损伤细菌的细胞膜而影响细菌的化学组成、物理结构和生理活动。常用消毒剂的使用范围、剂量如表 4-1 所示。

表 4-1 常用消毒剂的使用范围、剂量

消毒剂	使用范围	剂量
含氯消毒剂 漂白粉 次氯酸钠、二氯异氰酸 尿酸钠	饮水消毒 皮肤、物品表面、排泄物、 污水	加有效氯量 0.1% 溶液有效氯含量为 0.01%～0.1%
过氧乙酸	皮肤、物品表面、空气	0.1%～0.5%
过氧化氢	皮肤、物品表面、空气	3%
戊二醛	医疗器械	2%
乙醇	医疗器械、皮肤	70%～75%
碘酊	皮肤、黏膜、物品表面	2%碘(用 75%乙醇溶 液配制)
碘伏	皮肤、黏膜、物品表面	0.3%～0.5%有效碘 溶液
苯扎溴铵(新洁尔灭)	皮肤、黏膜、物品表面	0.05%～0.1%溶液
氯己定(洗必泰)	皮肤、黏膜、物品表面	0.02%～0.05%溶液
高锰酸钾	皮肤、黏膜、食(饮)具、蔬 菜、水果	0.1%

（齐眉）

第五章　噬菌体

一、噬菌体的生物学性状

（一）噬菌体的概念

噬菌体是感染细菌、真菌、放线菌或螺旋体等微生物的病毒。噬菌体分布广，有细菌的场所就有相应的噬菌体存在。其有严格的宿主特异性，只能在活的微生物细胞内复制。

（二）噬菌体的形态与结构

噬菌体有三种基本形态（蝌蚪形、微球形、细杆形），大多数噬菌体呈蝌蚪形，由头部和尾部组成。头部呈六边形立体对称，由蛋白质衣壳包绕核酸组成；尾部是一管状结构，由中空的尾髓和外面包裹的尾鞘组成，尾髓具有收缩功能，可将头部的核酸注入宿主菌细胞内。尾部末端有尾板、尾刺和尾丝。其中尾丝为吸附器官，能识别宿主菌体表面的特异性受体。

（三）噬菌体的化学组成

噬菌体主要由核酸和蛋白质组成。噬菌体的核酸类型为 DNA 或 RNA。蛋白质构成噬菌体的头部衣壳与尾部，包括尾髓、尾鞘、尾板、尾刺和尾丝。

二、毒性噬菌体和温和噬菌体

根据与宿主菌的相互关系，噬菌体可分为毒性噬菌体和温和噬菌体。

19

（一）毒性噬菌体的概念

能在宿主细胞内复制增殖、产生许多子代噬菌体，并最终裂解细菌的噬菌体，称为毒性噬菌体。

（二）温和噬菌体的概念及其与细菌遗传物质转移的关系

感染细菌后，其基因组能与宿主菌基因组整合，并随细菌分裂传至子代细菌的基因组中，不引起细菌裂解的噬菌体，称为温和噬菌体。整合在细菌染色体上的噬菌体基因称为前噬菌体，带有前噬菌体的细菌称为溶原性细菌。

某些前噬菌体可导致细菌基因型和性状发生改变，称为溶原性转换。如白喉棒状杆菌产生白喉毒素的机制，是因 β-棒状杆菌噬菌体感染白喉棒状杆菌后，由于噬菌体 DNA 携带编码白喉毒素的基因，使无毒的白喉棒状杆菌获得了产生白喉毒素的能力。

（齐眉）

第六章　细菌的遗传与变异

一、细菌遗传与变异的物质基础

（一）细菌基因组的主要组成

1. 细菌的染色体

细菌的染色体由一条环状、双股、超螺旋 DNA 长链组成。

2. 质粒

（1）概念

质粒是细菌染色体外的遗传物质，呈环状闭合的双股 DNA，可编码许多重要的生物学性状（非生命活动必需）。

（2）特性

①质粒具有自我复制能力。

②编码的基因产物赋予细菌某些性状特征，如致育性（F 质粒）、耐药性（R 质粒）、致病性等。

③质粒可自行丢失与消除。

④质粒可在细菌间转移。

⑤质粒分相容性与不相容性两种。

3. 噬菌体基因组

噬菌体是侵袭细菌的病毒，其基因组所携带的遗传信息可赋予宿主菌某些生物学性状。温和噬菌体可介导细菌基因的水平转移，参与细菌的遗传与变异。

（二）细菌基因组中主要的特殊结构

1. 插入序列（IS）

IS 是细菌中最简单的转座原件，是细菌染色体、质粒和某些噬菌体基因组的正常组分，不携带任何与转位功能无关的基因。IS 可以正向或反向整合到基因组而导致细菌基因突变。

2. 转座子（Tn）

Tn 基本结构为 IS-功能基因-IS，功能基因包括耐药性基因、抗重金属基因、毒力基因、糖发酵基因等。Tn 携带的基因可随 Tn 的转移而发生转移重组，导致插入突变、基因重排或插入点附近基因表达的改变。

3. 整合子（In）

In 是一种可移动的 DNA 分子，具有独特结构，可捕获或整合外源性基因，使之转变成为功能性基因的表达单位。In 可通过转座子或接合性质粒，使多种耐药性基因在细菌间水平传播。

二、细菌遗传与变异的机制

（一）基因突变

基因突变是指 DNA 碱基对的置换、插入或缺失所致的基因结构的变化，可分为点突变、插入或缺失突变及多点突变。

（二）转化、接合、转导及溶原性转换

1. 转化

供体菌游离的 DNA 片段被受体菌直接摄取，使受体菌获得新的遗传性状的过程。感受态是指受体菌能摄取外源 DNA 片段的生理状态。感受态一般出现在细菌对数生长期的后期，持续时间为 3～4 小时。

2. 接合

细菌通过性菌毛将遗传物质从供体菌转移给受体菌的过程，称为接合。

3.转导

转导由噬菌体介导,将供体菌的 DNA 片段转入受体菌,重组后使受体菌获得供体菌的部分遗传性状。可分为普遍性转导和局限性转导。

(1)普遍性转导

毒性噬菌体和温和噬菌体均可介导普遍性转导。在噬菌体成熟装配过程中,由于装配失误,误将宿主(供菌)染色体片段或质粒装入噬菌体内,产生一个转导噬菌体。当转导噬菌体感染其他细菌时,便将供体菌 DNA 转入受体菌。任何供体菌 DNA 片段都有可能被误装入噬菌体内,故称为普遍性转导。

(2)局限性转导

局限性转导由温和噬菌体介导。溶原期噬菌体 DNA 整合在细菌染色体上形成前噬菌体。前噬菌体从宿主菌染色体上脱离时发生偏差,带有宿主菌染色体基因的前噬菌体脱落后经复制、转录和翻译后组装成转导噬菌体。这种转导噬菌体再感染受体菌时,可将供体菌基因带入受体菌。由于转导的基因只限于前噬菌体两侧的供体菌基因,故称局限性转导。

4.溶原性转换

溶原性转换是局限性转导的一种形式。温和噬菌体感染宿主菌后,以前噬菌体形式与细菌基因组整合,使宿主菌获得由噬菌体基因编码的某些生物学性状。

三、耐药质粒的分类及与耐药性的关系

耐药质粒的分类及与耐药性的关系可以分为两类。

其中可通过接合方式进行基因转移的称接合性耐药质粒,又称"R 质粒",由耐药传递因子(RTF)和耐药决定子(r-det)组成。r-det 可带有多个不同耐药基因的转座子,携带氯霉素、氨苄西林、链霉素等耐药基因,从而使细菌出现多重耐药,在革兰氏阴性菌中多见。

不能通过细菌接合传递的质粒，称非接合性耐药质粒，又称"r质粒"，可通过噬菌体转导等方式在细菌间传递。

细菌中广泛存在耐药质粒，其介导的耐药性传播和扩散具有非常重要的作用。由多重耐药菌株所致的感染给临床治疗带来极大困难。

（齐眉）

第七章　细菌的感染与免疫

一、正常菌群与机会致病菌

（一）概念

1. 正常菌群

正常菌群指存在于正常人的体表以及与外界相通的腔道黏膜，正常情况下对人无害的微生物。其具有生物拮抗、营养、免疫、抗衰老等生理作用。

2. 机会致病菌

当正常菌群与宿主间的生态平衡失调时，一些正常菌群会成为机会致病菌而引起宿主发病，故机会致病菌也称为"条件致病菌"。

3. 菌群失调

菌群失调指在应用抗生素治疗感染性疾病等过程中，宿主某部位寄居细菌的种群发生改变或各种群的数量比例发生大幅度变化，从而导致疾病。

4. 菌群失调症

菌群失调可表现为二重感染或重叠感染，即菌群失调症。菌群失调指用抗生素治疗某种原发感染性疾病过程中，又感染了另一种或多种病原体，表现为两种或两种以上病原体混合感染。这是因为长期或大量应用抗生素后，正常菌群被抑制或杀灭，而原处于数量劣势的菌群或外来耐药菌趁机大量繁殖而导致的感染，引起二重感染的常见细菌有金黄色葡萄球菌、白假丝酵母菌等。其临床表现有假膜性肠炎、鹅口疮等。

（二）机会致病菌的致病条件

1.正常菌群寄居部位改变

正常菌群指的是正常人体的体表与外界相通的腔道中,存在着的不同种类和数量的微生物。在正常情况下,这些微生物对人类无害,但当它们的寄居部位改变时,就会引发疾病。例如外科手术时如消毒不严格,可将患者皮肤黏膜的正常菌群经手术切口带入血流、腹腔等部位大量繁殖,引起相应的疾病。

2.宿主免疫功能下降

当宿主免疫功能低下时,如艾滋病晚期,使用免疫抑制剂、激素、射线照射等,机会致病菌也会引起宿主感染。

3.长期使用广谱抗生素引起菌群失调

长期服用广谱抗生素后,正常菌群中的敏感菌被抑制或杀灭,耐药菌大量繁殖而致病,即二重感染或重叠感染,系一种菌群失调症。

二、医院感染

（一）医院感染的概念与类型

1.概念

医院感染是指患者或医务人员在医院环境内发生的感染。

2.分类

（1）内源性医院感染

内源性医院感染是指由患者本身的机会性致病菌所导致的感染。

（2）外源性医院感染

外源性医院感染是指患者在医院环境中遭受非自身存在的病原体侵入而发生的感染。其可分为交叉感染、环境感染和医源性感染。

①交叉感染:患者之间或患者与医护人员之间通过咳嗽、交谈,

特别是经手等方式密切接触而发生的直接感染,或通过生活用品等物质而发生的间接感染。

②环境感染:在医院环境内,患者因吸入污染的空气,或接触到受污染的医院内设施而获得的感染。

③医源性感染:患者在医护人员进行治疗、诊断和预防过程中,由于使用器械消毒不严而造成的感染。

(二)医院感染的微生态特征

1.主要为机会致病菌

机会致病菌主要包括医院环境中病原体和病人体内的机会致病菌。其中细菌占90%以上,以革兰氏阴性杆菌为主。此外,病毒、真菌、衣原体等也有可能引起医院感染。

2.常具有耐药性

从医院感染患者分离出的细菌,大多数具有耐药性,部分具有多重耐药性。如常引起医院感染的铜绿假单胞菌、金黄色葡萄球菌、白假丝酵母菌等都容易对多种抗生素耐药。

3.常发生种类的变迁

医院感染的微生物种类常随着抗生素使用品种的不同而发生变迁。在20世纪50~60年代,世界范围内医院感染的主要病原菌为革兰氏阳性球菌。20世纪70~80年代以后国内外医院感染微生物均以革兰氏阴性杆菌为主。

(三)医院感染的控制

1.消毒灭菌

在医院的常规诊疗过程中,医护人员必须严格执行无菌操作技术,加强对中心供应室和临床科室的消毒,要对污物和污水的处理进行监管。进入人体组织或无菌器官的医疗用品必须灭菌,接触皮肤黏膜的器械和用品必须消毒,注意手部皮肤消毒。

2.隔离预防

隔离预防是指通过切断传播途径,防止病原微生物从患者或带病原者传给其他人群的一种保护性措施。

3.合理使用抗菌药物

抗菌药物使用不当是造成医院感染的重要原因,如滥用抗生素可导致二重感染发生。合理使用抗生素是降低医院感染的有效手段。

三、细菌的致病机制

细菌致病性的强弱可用毒力来表示。毒力因子主要包括侵袭力和毒素,另外还包括体内诱生抗原、超抗原、免疫病理损伤等。

(一)侵袭力

1.黏附与定植

细菌的黏附与定植是指细菌黏附于各种组织细胞表面形成微菌落或细菌生物被膜的过程。

黏附素是细菌表面的一类生物大分子,通常为蛋白质或糖蛋白。

2.侵入是指某些毒素力强或具有侵袭能力的病原菌主动侵入吞噬细胞或非吞噬细胞的过程。

3.侵袭性酶

这些酶有利于细菌在组织中扩散,协助细菌抗吞噬,如血浆凝固酶、透明质酸酶、链激酶、链道酶等。

4.细菌生物被膜

细菌生物被膜具有极强的耐药性和抵抗机体免疫系统的作用。

(二)毒素

细菌毒素包括内毒素和外毒素。内毒素是革兰氏阴性菌细胞壁的脂多糖,当菌体死亡崩解后游离出来。外毒素是多数革兰氏阳性菌和少数革兰氏阴性菌在生长繁殖过程中释放到菌体外的蛋白质。内外毒素的主要特性及区别如表 7-1 所示。

表7-1 细菌内毒素、外毒素的区别要点

区别要点	外毒素	内毒素
来源	革兰氏阳性菌和部分革兰氏阴性菌	革兰氏阴性菌
编码基因	质粒或前噬菌体或染色体基因	染色体基因
存在部位	从活菌分泌出,少数为细菌裂解后释出	细胞壁组分,细菌裂解后释出
化学成分	蛋白质	脂多糖
稳定性	60～80℃,30分钟被破坏	160℃,2～4小时被破坏
毒性作用	强,对组织器官有选择性毒害作用(分为神经毒素、细胞毒素和肠毒素),引起特殊临床表现	较弱,各菌的毒性效应大致相同,引起发热、白血病增多、微循环障碍、休克等全身反应
抗原性	强,刺激机体产生抗毒素;甲醛液处理脱毒形成类毒素	弱,刺激机体产生的中和抗体作用弱;甲醛液处理不形成类毒素

四、细菌常见的传播途径

（一）经呼吸道传播

许多病原菌可从患者、带菌者的痰液、唾液等分泌物,通过气溶胶、空气飞沫及沾染上病原菌的尘埃等方式进入呼吸道引起感染。如链球菌、结核分枝杆菌、嗜肺军团菌等均可经呼吸道途径感染和传播。

应引起重视的是,手在呼吸道疾病的传播上起到非常重要的媒介作用。很多人都有体会,呼吸道感染很少是由于患者对着正常人咳嗽或打喷嚏传播的。那么呼吸道疾病是如何传播的呢?手的触摸才是传播的主要途径,患者鼻腔分泌物里有大量病原体,患者擤鼻涕或掏鼻孔时就会沾到手上,然后再通过手污染周围环境如手机、门把手、桌椅等进行传播。有资料显示,流感病毒可在手上存活 70 小时。健康人接触了患者的手或污染的物品后,再摸自己的眼睛、鼻子等,就会不知不觉被传染上了。所以大家要养成勤洗手和科学洗手的好习惯!

(二)经消化道传播

某些病原菌从消化道进入,又从消化道排出,进而污染食品、饮用水等,再通过污染的食品、饮用水等传入新的宿主,构成"粪-口传播途径"。这些病原菌都是能够抵抗胃酸和胆汁并在外界有一定存活能力的微生物,如肠道埃希菌、沙门菌等。

(三)经皮肤黏膜损伤入侵

皮肤黏膜的损伤、烧伤、动物咬伤等可导致病原菌入侵,如致病性葡萄球菌、链球菌等引起的化脓性感染。泥土、人和动物粪便中可能有破伤风梭菌、产气荚膜梭菌的芽孢,当芽孢进入深部伤口会发芽繁殖,引起疾病。

(四)经节肢动物媒介传播

如鼠、蚤传播的鼠疫耶尔森菌,虱传播的流行性斑疹伤寒立克次体等都是通过节肢动物媒介进行传播的。

(五)性传播

性传播主要指通过人类性行为引起的传播,所引起的疾病称为性传播疾病(STD)。引起 STD 的微生物,除细菌外,还有一些病毒、支原体、衣原体、螺旋体等。STD 是人类面临的重大公共卫生问题。

(六)多途径传播

某些细菌可经多途径传播引起感染,如结核分枝杆菌、炭疽芽孢杆菌等可经呼吸道、皮肤创伤、消化道等多途径感染。

五、抗菌免疫

(一)吞噬细胞吞噬作用的后果

1. 完全吞噬

病原体在吞噬溶酶体中被杀灭和消化,未消化的残渣被排出胞外,此即完全吞噬。如大多数化脓性球菌被中性粒细胞吞噬后,一般在 5～10 分钟死亡,30～60 分钟被破坏。

2.不完全吞噬

某些胞内寄生菌(如结核分枝杆菌、嗜肺军团菌等)或病毒等病原体在免疫力低下的机体中,只被吞噬却不被杀死,称为不完全吞噬。不完全吞噬能造成细菌的扩散。

3.组织损伤

吞噬细胞在吞噬过程中,溶酶体释放的多种水解酶以及杀菌因素也能破坏邻近的正常组织细胞,造成组织损伤和炎症反应。

4.抗原提呈

巨噬细胞吞噬、消化处理病原体后,可将一些有效的抗原决定簇经过加工、处理,提呈给 T 淋巴细胞,启动机体的适应性免疫应答。

(二)胞外菌、胞内菌感染及外毒素致病的免疫特点

1.抗胞外菌感染的免疫特点

胞外菌是指寄居在宿主细胞外的组织间隙和血液、淋巴液、组织液等体液中的细菌。大多数细菌属胞外菌。胞外菌主要通过产生内、外毒素等毒性物质和引起炎症反应而致病。对胞外菌感染的免疫,固有免疫主要依靠吞噬细胞(中性粒细胞、单核-巨噬细胞)杀灭和清除胞外菌,适应性免疫主要依靠黏膜免疫和体液免疫。

2.抗胞内菌感染的免疫特点

胞内菌分专性和兼性两类。兼性胞内菌既可在宿主细胞内寄居,也可在细胞外环境中生长繁殖,如结核分枝杆菌、伤寒沙门菌等。专性胞内菌则必须在活细胞内生长繁殖,如立克次体、衣原体。由于有宿主细胞的屏障作用,特异性抗体不能进入细胞内发挥作用,抗胞内菌感染主要依靠细胞免疫。

3.外毒素致病的免疫特点

白喉棒状杆菌、破伤风梭菌、肉毒梭菌等主要通过外毒素致病。抗感染免疫主要依靠抗毒素,抗毒素能阻断外毒素与靶细胞上特异

性受体结合,或者封闭了毒素的活性部位,因而使毒素失去毒性作用。

六、感染的发生与发展

(一)细菌感染的来源

1.外源性感染

外源性感染是指感染源来自宿主体外,多由一些毒力较强的病原菌引起。传染源多来自:

(1)患者

患者是主要的传染源。

(2)带菌者

带菌者不表现出任何临床症状或症状很轻。有些传染病如流脑、伤寒、白喉等患者恢复后在一段时间内仍继续带菌、排菌而成为带菌者。带菌者是很重要的传染源。

(3)病畜及带菌动物

某些细菌可引起人畜共患病,病畜或野外带菌动物的病原菌可传染给人。

2.内源性感染

内源性感染是指由来自患者自身所带细菌引起的感染,大多为正常菌群内的细菌,常发生在菌群失调、免疫力下降等情况下。

(二)全身性感染

1.毒血症

毒血症是指致病菌侵入宿主体内后,只在机体局部生长繁殖,不进入血液循环,但其产生的外毒素入血,经血液到达易感的组织和细胞引起特殊的毒性症状,如白喉、破伤风等。

2.内毒素血症

内毒素血症是由革兰氏阴性菌侵入血流,并在其中大量繁殖、崩解后释放出大量内毒素,或病灶内大量革兰氏阴性菌死亡,释放出的内毒素入血所致。

3.菌血症

菌血症是指致病菌由局部进入血流,但未在血流中生长繁殖,只是短暂地一过性通过血循环到达体内适宜部位后再进行繁殖而导致的疾病,例如伤寒早期的菌血症期。

4.败血症

败血症就指致病菌侵入血流后,在其中大量繁殖并产生毒性产物,引起全身性中毒症状;如高热、皮肤和黏膜瘀斑、肝脾大等的一种疾病。

5.脓毒血症

化脓性细菌侵入血流后,在其中大量繁殖,并通过血流扩散至宿主体的其他组织或器官,产生新的化脓性病灶,如金黄色葡萄球菌的脓毒血症,常导致多发性肝脓肿、皮下脓肿和肾脓肿等。

（齐眉）

第八章　细菌感染的检测方法
与特异性防治

一、细菌感染的检测方法

（一）细菌学诊断

1.标本采集

标本采集的原则包括早期采集、无菌采集、采集适当标本、采集双份血清（检测 IgG 时）、尽快送检。

2.细菌形态与结构检查

注意涂片镜检可初步诊断的病原菌，如奈瑟菌属、霍乱弧菌、结核分枝杆菌等。

3.分离与鉴定

根据不同疾病采取不同标本（如血、尿、粪便、咽拭子等）进行细菌的分离培养，通过观察细菌的菌落形态、生化反应、毒素的产生及血清学鉴定结果等得出鉴定结论。这是目前细菌感染性疾病实验室诊断的主要方法。

4.细菌成分的检测

（1）免疫学检验技术

免疫学检验技术包括协同凝集试验、免疫荧光法（IF）、酶免疫测定（EIA）、夹心酶联免疫吸附剂测定（ELISA）方法等。

（2）分子生物学检验技术

分子生物学检验技术包括聚合酶链式反应（PCR）、核酸杂交技术、高通量测序技术等。

（3）质谱分析法

质谱分析法目前已广泛用于临床检验。

（4）生物芯片技术

将核酸片段、蛋白质或酶、抗原或抗体、细胞及组织等生物样品有序地固定于硅片、尼龙膜等固相支持物上，在一定的条件下进行生化反应，称为生物芯片技术，如核酸杂交反应、抗原抗体特异性反应等。

（二）血清学诊断

1.血清学诊断的概念

该诊断方法用已知的细菌或特异性抗原检测患者血液或其他体液中的抗体及其效价的变化，可以作为感染性疾病的辅助诊断。由于多采取病人血清检测抗体，故常称为血清学诊断。

2.血清学诊断常用方法

血清学诊断的常用方法有凝集试验、补体结合试验、中和试验、免疫荧光试验、酶联免疫吸附试验（ELISA）等。

二、细菌感染的特异性防治

（一）人工主动免疫制剂

1.死疫苗

死疫苗亦称"灭活疫苗"，是指用物理和（或）化学方法处理后，感染性被破坏而仍保持其免疫原性的由病原微生物制备而成的一种生物制剂，如预防伤寒、霍乱、百日咳、钩端螺旋体病等的灭活疫苗。

2.活疫苗

活疫苗亦称"减毒活疫苗"，是指通过自然筛选或人工方法获得的由病原微生物的弱毒或无毒株经培养后制备而成的一种生物制剂，如卡介苗、鼠疫耶尔森菌、炭疽芽孢杆菌等减毒活疫苗。

3.类毒素

类毒素是指毒素经 0.3%～0.4%甲醛处理后,失去了毒性但仍保持免疫原性的外毒素制成的生物制品,如破伤风类毒素、白喉类毒素。

4.多糖疫苗

多糖疫苗由提取纯化细菌中能引起特异性保护作用的多糖成分制备而成,如肺炎链球菌、脑膜炎奈瑟菌、流感嗜血杆菌荚膜多糖疫苗等。

5.联合疫苗

联合疫苗是由不同抗原组分混合制成的疫苗,如百白破疫苗(DTP)、23 价肺炎球菌多糖疫苗等。

6.基因工程疫苗

基因工程疫苗是指利用基因工程方法获得带有病原体保护性抗原表位的目的基因,将其导入原核或真核表达系统,表达该种保护性抗原,提纯后制成的疫苗。它包括基因工程亚单位疫苗、基因工程载体疫苗、核酸疫苗等。

(二)人工被动免疫制剂

1.抗毒素

将类毒素或外毒素给马进行多次免疫后,待马产生高效价抗毒素后采血,提取其免疫球蛋白可精制成抗毒素。抗毒素主要用于外毒素所致疾病的治疗和紧急预防,临床常用的有破伤风抗毒素、白喉精制抗毒素等。

2.丙种球蛋白

血清丙种球蛋白是从正常人血浆中提取的丙种球蛋白制剂。胎盘丙种球蛋白是从健康产妇的胎盘或婴儿脐带血液中提制而成的制剂。因为大多数成人患过多种感染性疾病,经历过隐性感染及疫苗接种,故血清中含有抗多种微生物的特异性抗体。这种制剂主要用于对某些疾病的紧急预防及烧伤患者预防细菌感染。

3.抗菌血清

抗菌血清目前已基本被淘汰,对于由铜绿假单胞菌引起的严重烧伤性疾病的治疗,尚可以考虑试用。 （齐眉）

第九章　病毒的基本性状

一、病毒的形态与结构

1.病毒与病毒体的概念

病毒是一类形体微小,结构简单,只含有一种类型的核酸,专性活细胞寄生,以复制方式繁殖的非细胞型微生物。

病毒体是完整的、成熟的病毒颗粒,是细胞外的结构形式,并有感染性。

2.形态与测量单位

多数病毒呈球形或近似球形,少数为杆状、丝状、弹状和砖块状,噬菌体呈蝌蚪状。

病毒的测量单位为纳米(nm),可借助电镜观察病毒的形态。

3.病毒的结构

病毒体的基本结构是由核心和衣壳构成的核衣壳。有些病毒的核衣壳外有包膜。有包膜的病毒称为包膜病毒,无包膜的病毒称为裸露病毒。

(1)核心

病毒核心的主要成分为核酸(DNA 或 RNA)。除核酸外,还可能有少量非结构蛋白,如参与病毒复制过程的核酸多聚酶、转录酶或逆转录酶等。

（2）衣壳

包绕在核酸外面的蛋白质外壳为衣壳，由一定数量的壳粒组成。每个壳粒被称为形态亚单位，由一个或多个多肽分子组成。根据壳粒排列方式的对称性不同，病毒可分为以下几种对称型：

①螺旋对称型：杆状、丝状等病毒常呈这种对称型，如流感病毒等。

②20面体对称型：球形病毒常呈这种对称型。

③复合对称型：上述两种对称型都有，如噬菌体。

（3）包膜

包膜是病毒出芽释放时获得的，含有宿主细胞膜或核膜成分，多数为细胞膜成分，包括脂质、多糖和少许蛋白质。包膜表面常有不同形式的突起，称为刺突，化学成分为糖蛋白。

（4）其他辅助结构

病毒除以上结构外，还有一些辅助结构，如某些包膜病毒在核衣壳外层和包膜内层之间有基质蛋白，主要功能是连接核衣壳和包膜。

4.化学组成与功能

（1）病毒核酸

病毒核酸指 DNA 或 RNA。核酸具有多样性，可为线形或环形，可为单链或双链。DNA 病毒大多为双链，RNA 病毒大多为单链，单链 RNA 又有正链和负链之分。

核酸的功能：

①决定病毒的特性：为病毒复制、遗传变异、致病性的物质基础。

②某些病毒核酸具有感染性称为感染性核酸：应用化学方法除去病毒衣壳蛋白后获得的核酸进入宿主细胞后能增殖，有感染性，被称为感染性核酸，如 dsDNA 病毒、＋ssRNA 病毒。

（2）病毒蛋白质

病毒蛋白质分为结构蛋白和非结构蛋白。

①结构蛋白:组成病毒体的蛋白成分,主要分布于衣壳、包膜和基质中,具有良好的抗原性。其功能包括保护病毒核酸,使之免受外环境中核酸酶的破坏;参与感染过程,其含有病毒吸附蛋白(VAP),与病毒吸附有关;VAP与受体的相互作用决定了病毒感染的组织亲嗜性;其具有抗原性,可刺激机体产生抗病毒免疫应答。

②非结构蛋白:由病毒基因组编码,但不作为结构蛋白参与病毒体的构成,包括病毒编码的酶类和特殊功能的蛋白,如 DNA 聚合酶、逆转录酶、蛋白酶等。

(3)病毒体的脂质

病毒体的脂质主要存在于包膜中,来自宿主细胞膜的包膜的脂类与细胞脂类成分同源,彼此易于亲和及融合,因此包膜也起到辅助病毒感染的作用。包膜对脂溶剂敏感,可用乙醚灭活试验来鉴定病毒有无包膜。

二、病毒的增殖

病毒必须在活的宿主细胞内以复制方式进行增殖。从病毒进入细胞开始,经基因组复制到子代病毒的释出,称为一个复制周期,包括五个阶段。

1.吸附

宿主细胞表面受体与病毒表面 VAP 两者的特异性结合,是影响病毒宿主特异性和组织嗜性的主要决定因素。

2.穿入

病毒吸附在易感细胞表面上后,可通过多种方式进入细胞内。

裸露的病毒可通过吞饮作用进入细胞内,如疟类病毒;有包膜的病毒可通过融合的方式进入细胞内,如流感病毒;微小病毒可直接进入细胞内,如呼肠孤病毒。

3.脱壳

病毒进入易感细胞的病毒体必须脱去衣壳,才能使病毒基因组发挥作用。多数病毒是在宿主细胞溶酶体酶的作用下完成的。

4. 生物合成

病毒利用宿主细胞提供的低分子物质大量合成病毒的核酸和蛋白质。各种病毒该期的长短不一,如脊髓灰质炎病毒为 3～4 小时,腺病毒为 16～17 小时等。核酸类型不同的病毒其生物合成过程不同。

5. 组装、成熟和释放

DNA 病毒的核衣壳多在核内装配,RNA 病毒的核衣壳多在胞质内装配。包膜病毒通常以出芽方式释放,裸露病毒则随宿主细胞破裂而释放。

某些病毒基因组复制完成后,并不进行组装,而是将其核酸(DNA)整合到宿主染色体中,随宿主染色体一起复制,引起宿主细胞功能的改变,这多见于一些引起肿瘤的病毒。

三、理化因素对病毒的影响

(一)灭活的概念

病毒受理化因素作用后,失去感染性称为灭活。灭活的病毒仍能保留其他特性,如抗原性、红细胞吸附、血凝及细胞融合等。

(二)物理因素对病毒的影响

1. 温度

多数病毒耐冷不耐热,所以病毒标本的保存应尽快低温冷冻。在 $-70\ ℃$ 和液氮($-196\ ℃$)中病毒的感染性可保持数月至数年。大多数病毒于 $50～60\ ℃$ 的温度下,持续 30 分钟即被灭活。

2. pH 值

多数病毒在 pH 值为 5～9 的范围内稳定,在强酸、强碱条件下可被灭活。

3. 射线

X 射线、γ 射线和紫外线都能灭活病毒。

4. 化学因素对病毒的影响

(1)脂溶剂：乙醚、氯仿、去氧胆酸盐、阴离子去污剂等能使包膜病毒的包膜破坏溶解,病毒失去吸附能力而灭活。

(2)化学消毒剂：包括强酸、强碱类消毒剂,如酚类、氧化剂、醇类等。不同病毒对化学消毒剂的敏感性不同。

(3)抗生素与中草药：现有抗生素对病毒无抑制作用,但中草药对病毒的增殖有一定的抑制作用。

（齐眉）

第十章 病毒的感染与免疫

一、病毒的传播与感染

（一）病毒常见的传播途径与方式

1.病毒的传播途径

病毒主要通过破损的皮肤、黏膜（眼、呼吸道、消化道或泌尿生殖道）传播，但在特定条件（如输血、机械损伤、昆虫叮咬等）下可直接进入血液循环感染机体。

2.病毒的传播方式

病毒感染的传播方式分为水平传播和垂直传播两种：

（1）水平传播

中平传播是指病毒在人群不同个体之间的传播，也包括从动物到动物再到人的传播，为大多数病毒的传播方式。

（2）垂直传播

垂直传播是指病毒由宿主的亲代传给子代的传播方式，主要通过胎盘或产道传播。

病毒常见的传播途径和方式如表 10-1 所示。

表 10-1　人类病毒的感染途径

主要感染途径	传播方式及途径	病毒种类
呼吸道	空气、飞沫或皮屑	流感病毒、鼻病毒、麻疹病毒、腮腺炎病毒、腺病毒及部分 EB 病毒与肠道病毒、水痘带状疱疹病毒等

续表

主要感染途径	传播方式及途径	病毒种类
消化道	污染水或食物	脊髓灰质炎病毒等肠道病毒、轮状病毒、甲型及戊型肝炎病毒等
血液	注射、输血或血液制品、器官移植等	人类免疫缺陷病毒（HIV）、乙型及丙型肝炎病毒、人巨细胞病毒等
眼或泌尿生殖道	接触、游泳池、性交	人类免疫缺陷病毒（HIV），乙型及丙型肝炎病毒，疱疹病毒1、2型，肠道病毒70型，人乳头瘤病毒等
经胎盘、围生期	宫内、产道、哺乳等	人类免疫缺陷病毒（HIV）、乙型及丙型肝炎病毒、人巨细胞病毒、风疹病毒等
破损皮肤	昆虫叮咬、狂犬咬伤、鼠类咬伤	脑炎病毒、出血热病毒、狂犬病病毒等

（二）病毒的感染类型

1.隐性感染和显性感染

根据有无临床症状,病毒感染可分为隐性感染和显性感染。

（1）隐性感染

隐性感染是病毒进入机体后,不引起临床症状的感染,又称"亚临床感染"。隐性感染者虽不出现临床症状,但仍可获得免疫力而终止感染。部分隐性感染者不能产生有效的免疫力,病毒可在体内增殖不被清除,并可长期向外界播散,这种隐性感染者称为病毒携带者,为重要的传染源。

（2）显性感染

病毒感染后出现临床症状和体征,称为显性感染或临床感染。有些病毒可造成多数感染者发病,如麻疹病毒等。也有些病毒只造成少数感染者发病,大多数感染者呈隐性感染,如肠道病毒、流行性乙型脑炎病毒等。

2.急性感染和持续性感染

病毒显性感染按症状出现早晚和持续时间长短又分为急性感染和持续性感染。

（1）急性病毒感染

病毒在宿主细胞内大量增殖，引起细胞破坏、死亡，机体出现典型的临床症状，如流感。

特点：潜伏期短，发病急，病程数日或数周，除死亡外，恢复后机体内不再有病毒，并常获得特异性免疫。

（2）持续性病毒感染

病毒在宿主体内持续存在数月至数十年，甚至终生，但不一定持续增殖和持续引起症状。

①慢性感染：经急性或隐性感染后，病毒持续存在于机体血液或组织中，经常或间断地排出体外，并且发病进展缓慢，如传染性软疣、慢性肝炎。

②潜伏感染：经急性或隐性感染后，病毒潜伏在特定的组织或细胞内，不进行增殖。在某些条件下（通常在免疫力下降时），病毒可被激活，从潜伏部位游走出来，大量繁殖，引起与初次症状极为相似的或截然不同的病变，如疱疹病毒感染引起的唇疱疹、带状疱疹。

③慢发病毒感染：经显性或隐性感染后，病毒有很长的潜伏期，此时机体无症状，也分离不出病毒。之后机体出现慢性、进行性疾病，最终导致死亡，如艾滋病、疯牛病、亚急性硬化性脑炎。慢发病毒感染又被称为"急性病毒感染的迟发并发症"。

二、病毒的致病机制

（一）病毒对宿主细胞的致病作用

1.杀细胞效应

病毒在宿主细胞内复制完毕，在很短的时间内，一次释放出大量子代病毒，细胞被裂解死亡。这种现象主要见于无包膜病毒，如脊髓灰质炎病毒，在体外可观察到细胞病变作用（CPE）。

杀细胞效应的机制为:①阻断细胞核酸和蛋白质合成;②某些病毒蛋白的直接毒性作用;③损伤细胞核、细胞核膜,线粒体等。

2.稳定状态感染

有些病毒在宿主细胞内的增殖过程中,对细胞代谢、溶酶体膜影响不大,以出芽方式释放病毒,其过程缓慢,病变较轻,细胞暂时也不会出现溶解和死亡。这种感染方式常见于包膜病毒,如麻疹病毒。

此类病毒感染可造成细胞融合和细胞表面出现病毒基因编码的抗原,从而进一步诱导免疫病理损伤。

3.包涵体形成

在某些受病毒感染的细胞内,用普通光学显微镜可看到与正常细胞结构和着色不同的圆形或椭圆形斑块,称为包涵体,其与病毒感染诊断有关。

4.细胞凋亡

有些病毒感染细胞后,病毒可直接或由病毒编码蛋白间接作为诱导因子诱发细胞凋亡。

5.基因整合与转化

病毒的核酸全部或部分结合到宿主细胞染色体 DNA 中,可造成染色体整合处基因的失活、附近基因激活等现象,与肿瘤发生有关。

(二)病毒感染的免疫病理作用

1.抗体介导的免疫病理作用

由于病毒感染,细胞表面出现了新抗原,与特异性抗体结合后,在补体参与下引起细胞破坏(Ⅱ型超敏反应)。有些病毒抗原与相应抗体结合形成免疫复合物,可长期存在于血液中。当这种免疫复合物沉积在某些器官组织的膜表面时,激活补体引起Ⅲ型超敏反应,造成局部损伤和炎症。

2.细胞介导的免疫病理作用

特异性细胞毒性 T 细胞对感染细胞造成损伤,属Ⅳ型超敏反应。

3.致炎性细胞因子的病理作用

IFN-γ、IFN-α、IL-1 等细胞因子的大量产生将导致代谢紊乱并活化血管活化因子,引起休克、弥散性血管内凝血(DIC)等严重病理过程。

4.免疫抑制作用

许多病毒感染可引起机体免疫应答降低或暂时性免疫抑制,如麻疹病毒、人类免疫缺陷病毒等。

(三)病毒的免疫逃逸

病毒可能通过抗原变异、损伤免疫细胞、降低抗原表达等机制逃避免疫系统的攻击,这也是引起持续性感染的机制之一。

三、抗病毒免疫

(一)固有免疫

固有免疫是针对病毒感染的第一道防线。干扰素、细胞因子、巨噬细胞、NK 细胞等均能针对病毒的进入迅速发生反应,并且激活适应性免疫防御系统。其中干扰素和 NK 细胞起主要作用。

1.干扰素(IFN)

IFN 是病毒或其他干扰素诱生剂刺激细胞所产生的一类分泌性蛋白,具有抗病毒、抗肿瘤和免疫调节等多种生物学活性。

IFN 的诱生剂为病毒、细菌内毒素、人工合成的双链 RNA 等。

(1)种类与性质

种类:人 IFN(Hu-IFN)、鼠 IFN(Mu-IFN)

分型:IFN-α,IFN-β,IFN-γ

(2)抗病毒活性

IFN 不能直接灭活病毒,而是通过诱导细胞合成抗病毒蛋白(AVP)发挥抗病毒效应(抑制病毒复制)。

干扰素与敏感细胞表面的干扰素受体结合,触发信号传递等一系列的生物化学过程,激活细胞内基因合成多种抗病毒蛋白(AVP),从而实现对病毒的抑制作用。

抗病毒蛋白是一类酶类,主要包括 $2'$-$5'$寡聚腺苷酸合成酶

$(2'-5'-OAS)$和蛋白激酶 R(protein kinase R,PKR)。$2'-5'-OAS$ 可导致病毒 mRNA 的降解,阻断转录。蛋白激酶 R 使病毒多肽链的合成受阻,抑制病毒蛋白的合成,抑制病毒增殖。

$2'-5'-OAS$ 途径和蛋白激酶 R 途径的激活都需要病毒中间产物双链 RNA(dsRNA)的存在。

IFN 抗病毒作用的特点:

①间接性:通过诱导细胞产生抗病毒蛋白发挥抗病毒作用。

②抑制性:IFN 的抗病毒作用是抑制,而不是杀灭。

③广谱性:AVP 是一类酶类,作用无特异性。一般来说,IFN 对多种病毒都有一定的作用,但不同病毒对 IFN 敏感性有差异。不同细胞的敏感性也不相同。

④种属特异性:受种属特异性的限制,一般在同种细胞中活性高,对异种细胞无活性。

⑤发挥作用迅速:病毒感染后几小时内就能起作用。既能中断受染细胞的病毒感染,又能限制病毒扩散。在感染的起始阶段体液免疫和细胞免疫发生作用之前,IFN 发挥重要作用。

(3)抗肿瘤活性及免疫调节活性

抗肿瘤活性表现为:①直接抑制肿瘤细胞分裂;②抑制肿瘤新生血管的形成间接地抑制肿瘤生长;③调动免疫系统杀伤肿瘤细胞。

免疫调节活性表现为:①增强 NK 细胞、巨噬细胞活性;②增强 MHC-Ⅰ 类分子表达。

2.NK 细胞

NK 细胞能非特异杀伤受病毒感染的细胞,在感染早期发挥重要的作用。

NK 细胞可通过多种途径被活化,其中 IFN-γ 的激活作用尤为重要。

(二)适应性免疫

1.体液免疫

中和性抗体可中和游离的病毒体,主要对再次入侵的病毒体有预防作用。

抗体(包括中和抗体和非中和抗体)也可通过调理作用增强吞噬细胞吞噬杀灭病毒的能力。

(1)病毒中和抗体

病毒中和抗体指针对病毒某些表面抗原的抗体。此类抗体能与细胞外游离的病毒结合从而消除病毒的感染能力。其作用机制主要是直接封闭与细胞受体结合的病毒抗原表位,或改变病毒表面构型,阻止病毒吸附、侵入易感细胞。中和抗体不能直接灭活病毒。病毒与中和抗体形成的免疫复合物可被巨噬细胞吞噬清除。有包膜的病毒与中和抗体结合后,可通过激活补体导致病毒裂解。

(2)血凝抑制抗体(HIAb)

表面含有血凝素的病毒,可刺激机体产生血凝抑制抗体。检测该类抗体有助于血清学诊断。

(3)补体结合抗体

补体结合抗体由病毒内部抗原或病毒表面非中和抗原所诱发,无中和作用,但可通过调理作用增强巨噬细胞的吞噬作用。

2. 细胞免疫

感染细胞内病毒的清除,主要依赖于细胞免疫。构成病毒特异性细胞免疫反应的主要效应因素是 $CD8^+$ CTL 和 $CD4^+$ Th1 细胞。

(1)$CD8^+$ CTL 细胞

$CD8^+$ CTL 能特异性杀伤病毒感染的靶细胞,阻断病毒在细胞内复制,是终止病毒感染的主要免疫机制。

$CD8^+$ CTL 还可通过分泌多种细胞因子,如 IFN-γ、TNF 等而发挥抗病毒作用。

(2)$CD4^+$ Th1 细胞

活化 $CD4^+$ Th1 细胞分泌多种细胞因子如 IFN-γ、TNF 等,通过激活巨噬细胞和 NK 细胞,诱发炎症反应,促进细胞毒性 T 淋巴细胞(CTL)的增殖和分化等,在抗病毒感染中起重要作用。

(齐眉)

第十一章　病毒感染的检查方法和防治原则

一、病毒感染的检查方法

(一)标本的采集与送检

标本的采集与送检应遵循如下事项：①采集急性期标本。②使用抗生素抑制细菌或真菌等的生长。③冷藏保存，快速送检。④血清学检查采集双份标本，应在发病初期和病后 2～3 周各取 1 份血清，以利于动态观察双份血清抗体效价。

(二)形态学检查

1.电镜

通过电镜，可以观察病毒颗粒。

2.光学显微镜

通过光学显微镜，可以观察包涵体、致细胞病变效应(CPE)、红细胞吸附现象等。

(三)病毒的分离与鉴定

病毒的分离培养方法包括动物接种、鸡胚培养(目前只有流感病毒还在用)和细胞培养(最常用的方法)。

病毒在细胞中生长繁殖的鉴定方法包括形态学鉴定(观察CPE)、血清学鉴定、干扰作用、代谢的改变等。

（四）病毒成分检测

1. 病毒蛋白抗原检测

病毒蛋白抗原检测常用酶免疫测定（EIA）、免疫荧光测定（IFA）等。

2. 病毒核酸检测

病毒核酸检测可常用 PCR、核酸杂交、基因芯片、基因测序等。

（五）病毒感染的血清学诊断

1. 中和试验

中和实验是病毒在细胞培养中被特异性抗体中和而失去感染性的一种试验，常用于检测病人血清中抗体的消长情况。

2. 血凝抑制试验

具有血凝素的病毒能凝集鸡、豚鼠和人等红细胞，称血凝现象。这种现象能被相应抗体抑制，称血凝抑制，常用于黏病毒、乙型脑炎病毒感染辅助诊断及流行病学调查。

二、病毒感染的防治原则

（一）病毒类疫苗

目前在用的疫苗种类有：

1. 灭活疫苗

灭活疫苗是通过理化方法将具有毒力的病毒灭活后制成的疫苗，如狂犬病疫苗、流感疫苗、肾综合征出血热疫苗等。

2. 减毒活疫苗

减毒活疫苗是通过毒力变异或人工选择培养物将毒株变为减毒株或无毒株而制成的疫苗，如脊髓灰质炎疫苗、麻疹疫苗、风疹疫苗、乙型脑炎疫苗等。

3. 亚单位疫苗

亚单位疫苗是用病毒保护性抗原如病毒包膜或衣壳的蛋白亚单位制成的不含核酸的疫苗，如乙肝疫苗、HPV 疫苗等。

4. 基因工程疫苗

基因工程疫苗是指用基因工程方法生产的疫苗，多属于亚单位疫苗,如酵母细胞表达的乙肝疫苗(HBsAg)。

(二)抗病毒药物

1.抗病毒化学制剂

(1)核苷类药物:作用机制主要是抑制病毒基因的转录和复制,如无环鸟苷、拉米呋定等。

(2)非核苷类反转录酶抑制剂:如奈韦拉平片(Nevirapine)是第一个新合成的非核苷类逆转录酶抑制剂,1996年获准用于治疗 HIV。

(3)蛋白酶抑制剂:如英迪纳瓦(Indinavir)是1996年批准的新一代蛋白酶抑制剂,用于治疗 HIV。

(4)整合酶抑制剂:如拉替拉韦(Raltegrowir)是 HIV 整合酶抑制剂,抑制 HIV 的 DNA 整合入宿主 DNA,阻断病毒复制和感染新细胞。

(5)神经氨酸酶抑制剂:如奥司他韦(Oseltamivir)是流感病毒神经氨酸酶抑制剂。流感病毒神经氨酸酶通过切割唾液酸残基从被感染细胞中释放病毒颗粒。而奥司他韦可抑制该酶的水解活性,从而阻止病毒的释放和扩散。

2.干扰素和干扰素诱生剂的应用

干扰素具有广谱抗病毒作用,主要用于乙型肝炎病毒(HBV)、丙型肝炎病毒(HCV)、人疱疹病毒和 HPV 等感染的治疗。干扰素诱生剂包括聚肌胞苷酸(PolyI:C)、甘草甜素、云芝多糖等。

3.中草药防治病毒感染

黄芪、板蓝根、大青叶等均有抑制病毒的作用,对肠道病毒、呼吸道病毒、虫媒病毒、肝炎病毒等的感染有一定防治作用。

4.基因治疗

基因治疗目前还处于研究阶段,包括反义寡核苷酸、核酶、干扰 RNA 等。

(齐眉)

第十二章　细菌、病毒主要特性比较

通过以上章节的描述，可大体了解细菌和病毒的生物学特性、致病性、抗感染免疫、微生物学检查方法以及防治原则等方面的知识体系。本章对细菌和病毒的上述特性进行了总结，如表 12-1 所示。

表 12-1　细菌、病毒主要特性比较

	细菌	病毒
大小	以微米（μm）为测量单位，常用光学显微镜进行观察	以纳米（nm）为测量单位，必须用电子显微镜放大几万至几十万倍后方可观察
形态	三种基本形态：球形、杆形和螺形	形态多样，多数呈球形（球形二十面体对称的构型是自然界中最节能、最稳定的构型）
结构	原核细胞型微生物 基本结构：细胞壁、细胞膜、细胞质、核质 特殊结构：荚膜、鞭毛、菌毛、芽孢（特殊环境下的休眠形式，抵抗力强）	非细胞型微生物 无包膜病毒：核心（主要是核酸，DNA 或 RNA）和衣壳（蛋白外壳） 包膜病毒：核衣壳外面包绕包膜（脂质、多糖、蛋白等构成的双层膜）

续表

	细菌	病毒
繁殖与培养	二分裂方式增殖 绝大多数可在无生命培养基上进行体外培养,大部分过夜培养后即可获得肉眼可见的菌落	病毒缺乏增殖所需的酶系统,只能在有易感性的活细胞内增殖。病毒增殖的方式是以其基因组为模板,在 DNA 聚合酶或 RNA 聚合酶及其他必要因素作用下,经过复杂的生化合成过程,复制出病毒的基因组,病毒基因组则经过转录、翻译过程,合成大量的病毒结构蛋白,再经过装配,最终释放出子代病毒
变异	能自我进行新陈代谢,与病毒相比相对稳定	不能自我进行新陈代谢,对宿主细胞有高度依赖,相对于细菌容易发生变异。尤其是 RNA 病毒,由于 RNA 聚合酶缺乏校正功能,更易发生变异
抵抗力	多数无芽孢细菌经 55 ～ 60 ℃作用 30～60 分钟后死亡。细菌芽孢对高温有很强的抵抗力,如炭疽芽孢杆菌的芽孢,可耐受 5～10 分钟煮沸,肉毒梭菌的芽孢则需煮沸3～5 小时才死亡	50 ～ 60 ℃温度下,维持 30 分钟,100 ℃维持数秒钟,多数病毒可被灭活,失去感染性
致病机制	主要致病物质是内毒素、外毒素	对宿主细胞的直接作用:杀细胞效应、细胞凋亡、基因整合等 免疫病理作用:通过与免疫系统相互作用,诱发免疫应答损伤机体
感染类型	绝大部分细菌寄居在细胞外,属于胞外菌,多引起急性感染 部分胞内菌可引起慢性感染,如结核分枝杆菌引起的结核	除了可引起隐性感染、急性感染外。有些病毒可在机体持续存在数月至数年,甚至数十年,形成持续性病毒感染

续表

	细菌	病毒
抗感染免疫	抗胞外菌感染免疫:主要依靠体液免疫 抗胞内菌感染免疫:主要依靠细胞免疫	以细胞免疫为主
微生物学检测	多采用分离鉴定的方法	由于分离培养复杂,有些病毒目前尚不能进行体外培养,多采用免疫学方法或核酸检测方法
治疗	抗生素	无特效药,干扰素具有广谱抗病毒作用

（齐眉）

第十三章　免疫接种

20 世纪 70 年代中期,我国制定了《全国计划免疫工作条例》,将普及儿童计划免疫纳入国家卫生计划,其主要内容为"四苗防六病"。

我国于 1980 年正式参与世界卫生组织(WHO)的扩大免疫规划(EPI)活动,1985 年我国政府宣布分两步实现普及儿童计划免疫。1988 年各省实现 12 个月龄和 18 个月龄接种率达 85% 目标,1990 年实现各县适龄儿童接种率达 85% 要求,实质上于 1990 年我国已达 90% 目标,并根据 WHO 推荐的免疫程序,1986 年卫生部重新修订了我国儿童计划免疫。

一、方案

(一)计划免疫的内容

20 世纪 70 年代中期至 80 年代中期,我国计划免疫工作的主要内容为"四苗防六病",即 7 周岁及 7 周岁以下儿童进行卡介苗、脊髓灰质炎三价疫苗、百白破混合疫苗和麻疹疫苗的基础免疫及以后适当的加强免疫,使儿童获得对结核病、脊髓灰质炎、百日咳、白喉、破伤风和麻疹的免疫。1992 年国家又把乙肝疫苗纳入计划免疫范畴,即"五苗防七病"。部分省、市、自治区还把流行性乙型脑炎、流行性脑脊髓膜炎和流行性腮腺炎等传染病的预防纳入计划免疫管理。

(二)计划免疫程序

免疫程序是指需要接种疫苗的种类及接种的先后次序与要求,

主要包括儿童基础免疫和成人或特殊职业人群、特殊地区需要接种疫苗的程序。

(1)出生 24 小时内,接种卡介苗和第一针乙肝疫苗。

(2)1 个月月龄,接种第二针乙肝疫苗。

(3)2 个月月龄,接种(服用)第一次脊髓灰质炎疫苗。

(4)3 个月月龄,接种第二次脊髓灰质炎疫苗和第一次百白破疫苗。

(5)4 个月月龄,接种第三次脊髓灰质炎疫苗和第二次百白破疫苗。

(6)5 个月月龄,接种第三次百白破。

(7)6 个月月龄,接种第三针乙肝疫苗。

(8)8 个月月龄,接种麻疹疫苗。

(9)1.5~2 岁,进行百白破加强接种。

(10)4 岁,复服脊髓灰质炎疫苗。

(11)7 岁,复种卡介苗、麻疹疫苗、乙肝疫苗,加强接种白破二联疫苗。

(三)扩大的国家免疫规划方案

2007 年国家扩大了计划免疫免费提供的疫苗种类,将 1992 年的"五苗防七病"增加到 15 种传染病,新增了甲型肝炎疫苗、乙脑疫苗、流脑多糖疫苗、风疹疫苗、腮腺炎疫苗、钩体病疫苗、流行性出血热疫苗和炭疽疫苗。

二、注意事项

(一)接种的途径及剂量

不同的疫苗的接种途径、接种对象年龄及接种剂量有所不同。如果接种途径及剂量不当,不仅影响免疫效果,而且还会加重接种反应,甚至造成接种事故。因此在接种前应详细阅读疫苗使用说明书。

(二)疫苗禁忌证

WHO 规定具有以下情况者作为常规免疫的禁忌证:

（1）免疫缺陷、恶性疾病（肿瘤、白血病）及应用放射治疗或抗代谢药而使免疫功能受到抑制者，不能使用活疫苗。

（2）接种对象正患有发热或明显全身不适的急性疾病，应推迟接种。

（3）以往接种疫苗时有严重的不良反应者，不应继续接种。

（4）有神经系统疾病的患儿，如癫痫、婴儿痉挛等，不应接种含有百日咳抗原的疫苗。

（三）预防接种反应

生物制品对人体来说是一种异物，接种后可引起有益的免疫反应，但也可产生有害机体的不良反应或变态反应。其主要有以下副反应：

1. 一般反应

接种 24 小时内在接种局部出现红、肿、热、痛等炎性反应，有时可能同时伴有发热、头晕、恶心、腹泻等全身反应。这些一般属正常免疫反应，不需任何处理，1～2 天内可消失。

2. 异常反应

少数人在接种后出现并发症，如晕厥、过敏性休克、变态反应性脑脊髓膜炎、过敏性皮炎、血管性水肿等。这些反应虽然发生率很低，但其后果很严重，如不及时抢救，可危及生命。

3. 偶合病症

偶合病症与预防接种无关，只是因为在时间上的巧合而被误认为由疫苗接种引起。

（齐眉）

附录:

卫生部关于印发《扩大国家免疫规划实施方案》的通知

卫疾控发〔2007〕305 号

各省、自治区、直辖市卫生厅局,新疆生产建设兵团卫生局,中国疾病预防控制中心:

为贯彻温家宝总理在十届全国人大五次会议上提出的"今年扩大国家免疫规划范围,将甲肝、流脑等 15 种可以通过接种疫苗有效预防的传染病纳入国家免疫规划"的精神,落实扩大国家免疫规划的目标和任务,我部组织编写了《扩大国家免疫规划实施方案》(以下简称《方案》)。现印发给你们,请遵照执行。

二〇〇七年十二月二十九日

扩大国家免疫规划实施方案

为贯彻温家宝总理在十届全国人大五次会议上提出的"扩大国家免疫规划范围,将甲肝、流脑等 15 种可以通过接种疫苗有效预防的传染病纳入国家免疫规划"的精神,落实扩大国家免疫规划的目标和任务,规范和指导各地科学实施扩大国家免疫规划工作,有效预防和控制相关传染病,制订本方案。

一、原则

扩大国家免疫规划按照"突出重点、分类指导,注重实效、分步实施"的原则实施。

二、内容

在现行全国范围内使用的乙肝疫苗、卡介苗、脊灰疫苗、百白破疫苗、麻疹疫苗、白破疫苗等 6 种国家免疫规划疫苗基础上，以无细胞百白破疫苗替代百白破疫苗，将甲肝疫苗、流脑疫苗、乙脑疫苗、麻腮风疫苗纳入国家免疫规划，对适龄儿童进行常规接种。

在重点地区对重点人群进行出血热疫苗接种，发生炭疽、钩端螺旋体病疫情或发生洪涝灾害可能导致钩端螺旋体病暴发流行时，对重点人群进行炭疽疫苗和钩体疫苗应急接种。

通过接种上述疫苗，预防乙型肝炎、结核病、脊髓灰质炎、百日咳、白喉、破伤风、麻疹、甲型肝炎、流行性脑脊髓膜炎、流行性乙型脑炎、风疹、流行性腮腺炎、流行性出血热、炭疽和钩端螺旋体病等 15 种传染病。

三、目标

（一）总目标

全面实施扩大国家免疫规划，继续保持无脊灰状态，消除麻疹，控制乙肝，进一步降低疫苗可预防传染病的发病率。

（二）工作指标

1. 到 2010 年，乙肝疫苗、卡介苗、脊灰疫苗、百白破疫苗（包括白破疫苗）、麻疹疫苗（包括含麻疹疫苗成分的麻风疫苗、麻腮风疫苗、麻腮疫苗）适龄儿童接种率以乡为单位达到 90% 以上。

2. 到 2010 年，流脑疫苗、乙脑疫苗、甲肝疫苗力争在全国范围对适龄儿童普及接种。

3. 出血热疫苗目标人群的接种率达到 70% 以上。

4. 炭疽疫苗、钩体疫苗应急接种目标人群的接种率达到 70% 以上。

四、接种要求

(一)接种时间

1.乙肝疫苗

乙肝疫苗需要接种 3 剂次,分别在儿童出生时、1 月龄、6 月龄各接种 1 剂次,第 1 剂在出生后 24 小时内尽早接种。

2.卡介苗

卡介苗需要儿童出生时接种 1 剂次。

3.脊灰疫苗

脊灰疫苗需要接种 4 剂次,分别在儿童 2 月龄、3 月龄、4 月龄和 4 周岁各接种 1 剂次。

4.百白破疫苗

百白破疫苗需要接种 4 剂次,分别在儿童 3 月龄、4 月龄、5 月龄和 18～24 月龄各接种 1 剂次。无细胞百白破疫苗免疫程序与百白破疫苗程序相同。无细胞百白破疫苗供应不足阶段,按照第 4 剂次至第 1 剂次的顺序,用无细胞百白破疫苗替代百白破疫苗;不足部分继续使用百白破疫苗。

5.白破疫苗

白破疫苗需要在儿童 6 周岁时接种 1 剂次。

6.麻腮风疫苗(麻风、麻腮、麻疹疫苗)

麻腮风疫苗供应不足阶段,使用含麻疹成分疫苗的过渡期免疫程序。8 月龄接种 1 剂次麻风疫苗,麻风疫苗不足部分继续使用麻疹疫苗。18～24 月龄接种 1 剂次麻腮风疫苗,麻腮风疫苗不足部分使用麻腮疫苗替代,麻腮疫苗不足部分继续使用麻疹疫苗。

7.流脑疫苗

流脑疫苗需要接种 4 剂次,分别在儿童 6～18 月龄接种 2 剂次 A 群流脑疫苗,3 周岁、6 周岁各接种 1 剂次 A＋C 群流脑疫苗。

8.乙脑疫苗乙脑减毒活疫苗

乙脑疫苗乙脑减毒活疫苗需要接种 2 剂次,分别在儿童 8 月龄和 2 周岁各接种 1 剂次。乙脑灭活疫苗需要接种 4 剂次,分别在儿童 8 月龄接种 2 剂次,2 周岁和 6 周岁各接种 1 剂次。

9.甲肝疫苗

甲肝减毒活疫苗需要在儿童 18 月龄接种 1 剂次。甲肝灭活疫苗需要接种 2 剂次,分别在儿童 18 月龄和 24～30 月龄各接种 1 剂次。

10.出血热疫苗

出血热疫苗需要接种 3 剂次,受种者接种第 1 剂次后 14 天接种第 2 剂次,第 3 剂次在第 1 剂次接种后 6 个月接种。

11.炭疽疫苗

炭疽疫苗接种 1 剂次,在发生炭疽疫情时接种,病例或病畜的直接接触者和病人不能接种。

12.钩体疫苗

钩体疫苗接种 2 剂次,受种者接种第 1 剂次后 7～10 天接种第 2 剂次。

(二)接种对象

1.现行的国家免疫规划疫苗按照免疫程序,所有达到应种月(年)龄的适龄儿童,均为接种对象。

2.新纳入国家免疫规划的疫苗,其接种对象为规定实施时间起达到免疫程序规定各剂次月(年)龄的儿童。

3.强化免疫的接种对象按照强化免疫实施方案确定。

4.出血热疫苗接种为重点地区 16～60 岁的目标人群。

5.炭疽疫苗接种对象为炭疽病例或病畜的间接接触者及疫点周边高危人群。

6.钩体疫苗接种对象为流行地区可能接触疫水的 7～60 岁高危人群。

五、实施范围

(一)扩大国家免疫规划覆盖全国 31 个省、自治区、直辖市及新疆生产建设兵团。

（二）乙肝、卡介苗、脊灰、百白破、流脑、白破等疫苗在全国范围实施。

（三）乙脑疫苗除西藏、青海、新疆及新疆生产建设兵团外,在其他省、自治区、直辖市全面实施。西藏、青海、新疆及新疆生产建设兵团是否开展乙脑疫苗接种工作,由上述地区卫生厅局确定后报卫生部。

（四）甲肝疫苗、麻腮风、无细胞百白破等疫苗因暂不能满足全部适龄儿童接种,省级卫生行政部门(含新疆生产建设兵团卫生局,下同)根据年度中央专项资金安排计划、疾病流行情况以及实施的可行性等,选择实施地区和实施对象。随着疫苗供应量的增加,逐步扩大实施范围。

（五）脊灰疫苗和麻疹疫苗强化免疫的实施范围按照强化免疫实施方案确定。

（六）出血热疫苗根据疫情情况确定实施省份。炭疽疫苗、钩体疫苗在发生炭疽、钩端螺旋体病疫情或发生洪涝灾害可能导致钩端螺旋体病暴发流行时进行应急接种。

六、实施措施

（一）加强领导,组织实施扩大国家免疫规划

地方各级卫生行政部门要把实施扩大国家免疫规划作为当前工作重点,切实加强领导。要制订本地区扩大国家免疫规划的具体实施计划,并在当地人民政府的领导下,会同财政、发展改革、教育、食品药品监管等有关部门,组织落实好扩大国家免疫规划工作。

（二）广泛宣传,提高公众对扩大国家免疫规划的认识

有关部门要积极发挥社会各方面力量,充分利用广播、电视、报纸、网络等多种形式,大力宣传国家免疫规划政策和成就,以及实施免疫规划保护公众健康的重要意义。开展经常性宣传与"4.25"预防接种日宣传活动,广泛普及预防接种知识,提高全社会参与国家

免疫规划工作的积极性和主动性,营造全社会参与实施国家免疫规划的氛围。

(三)加强队伍建设,提高执行国家免疫规划的能力

地方各级卫生行政部门要根据实施扩大国家免疫规划工作任务,加强免疫规划相关机构和队伍的建设,合理规划和设置接种单位,调整和充实免疫规划专业人员和基层接种人员。制订培训计划,做好免疫规划专业人员、基层接种人员和医疗机构相关人员的培训工作,提高业务水平和服务能力。各级疾病预防控制机构要加强实施扩大国家免疫规划工作的技术指导。

(四)完善免疫服务形式,规范预防接种行为,提高免疫服务质量

有关部门要根据扩大国家免疫规划工作内容和要求,结合当地实际情况,调整免疫服务形式,增加服务次数,确保适龄儿童及时得到预防接种服务。加强预防接种服务管理,严格按照《预防接种工作规范》的相关规定和新的免疫程序开展预防接种。强化边远、贫困地区和流动儿童的预防接种工作,努力提高接种率。积极配合教育部门做好儿童入托、入学预防接种证查验工作。加快儿童预防接种信息管理系统建设,为实施扩大国家免疫规划提供信息支持。

(五)加强冷链建设,保障国家免疫规划疫苗冷链运转

要根据实施扩大国家免疫规划的需要扩充冷链容量,完善冷链建设、补充和更新机制。疾病预防控制机构、接种单位要按照《疫苗储存和运输管理规范》的要求,严格实施疫苗的冷链运转,做好扩大国家免疫规划疫苗的储存、运输、使用各环节的冷链监测和管理工作。

(六)严格规范专项资金的使用管理

严格按照公共卫生专项资金管理规定使用扩大国家免疫规划专项资金,保证专款专用。切实加强疫苗和注射器登记、使用和管理,及时核拨乡村医生和其他预防保健人员的接种补助经费。各省、自治区、直辖市和新疆生产建设兵团每年10月底前将下一年度国家免疫规划疫苗及配套注射器年度需求计划报中国疾病预防控

制中心。中国疾病预防控制中心汇总整理后报卫生部。扩大国家免疫规划疫苗品种的选择和采购方式,按照卫生部、财政部有关规定执行。

七、督导评估

地方各级卫生行政部门要经常组织对辖区内落实扩大国家免疫规划情况进行督导评估,制订科学的督导评估方案,省、市、县逐级定期开展督导和评估活动,及时发现问题并予以解决,督促指导各项措施落到实处。卫生部将定期对各地国家免疫规划实施情况进行考核评价。

第二篇
常见病原微生物的传播与防控

第十四章 肺炎链球菌的传播与防控

一、传播途径与相关疾病

肺炎链球菌通过飞沫传播,冬季与初春多见,常与呼吸道病毒感染并行,主要引起人类大叶性肺炎。40%～70%的正常人上呼吸道中携带有毒力的肺炎链球菌,通常在感染、营养不良和抵抗力下降等因素致呼吸道异常或受损伤时才引起感染。肺炎链球菌引起的肺炎常突然发病,表现为高热、寒战、胸膜剧烈疼痛、咳铁锈色痰等症状。

二、防控措施

多价肺炎链球菌荚膜多糖疫苗可用于儿童、老人和慢性病患者等,对预防肺炎链球菌性肺炎、败血症、脑膜炎等疾病效果良好。美国已有 23 价荚膜多糖疫苗。青霉素 G 为首选治疗药物。

三、疫苗介绍

肺炎球菌多糖疫苗含有混合的高度提纯的 23 种最广泛流行、最具侵袭性的肺炎球菌荚膜多糖,它们至少代表了 90%从血液中分离的肺炎球菌菌型和 85%从一般无菌部位分离的肺炎球菌菌型。

(一)基本简介

每 0.5 mL 肺炎球菌多糖疫苗中含有每种分型的多糖 25 μg,溶解于生理盐水中,并含有 0.25% 苯酚作为防腐剂。

(二)接种对象

1.选择性接种策略

(1)成人接种

①慢性病患者,特别是伴有呼吸道感染发病增加的心血管疾病和慢性肺疾患的患者,可选择性接种。

②急性病患者,特别是伴有肺炎球菌疾病或其并发症危险的脾功能障碍、无脾症、霍奇金淋巴瘤、多发性骨髓瘤、肝硬化、酒精中毒、肾功能衰竭、慢性脑脊液漏出症和免疫抑制治疗的患者,可选择性接种。

③50 岁以上健康的老年人,可选择性接种。

(2)儿童接种

2 岁以上体弱儿童,可选择性接种。

(3)其他人接种

确定要进行脾切除的患者,应至少在术前 2 周接种疫苗;确定要进行免疫抑制治疗者或准备接受器官移植的受者,疫苗的接种与开始接受免疫抑制治疗的时间应尽量延长。

2.群体接种(指 2 岁以上者)策略

(1)群体密切接触者,如寄宿学校、养老院及其他一些场所,为减少在这些密切接触群体中发生暴发性肺炎球菌疾病的可能性,在有可能发生严重疾病的危险时,应给予群体接种。

(2)当疫苗中含有的某型肺炎球菌在人群中发生一般流行时,社区中在流行病学上有危险的人群应予接种。

(3)具有高度发生流行性感冒并发症危险者特别是肺炎时,应予接种。

3.再接种问题

已接种过 23 价疫苗者,一般不主张进行再接种。同样,以前曾接种过 14 价疫苗者,常规也不应再接种 23 价疫苗,但对下列人群可以考虑再接种。

（1）具有慢性疾患并可增加致命的肺炎球菌感染危险者，以及有明显的肺炎球菌抗体水平下降者，如肾病综合征、肾功能衰竭和接受器官移植者。

（2）在 4 年前或更早接受过肺炎球菌疫苗接种而无严重接种反应，现在又有肺炎球菌感染高度危险者。

（3）在 6 年前或更多年前接种过疫苗的高危人群。

（三）使用方法

疫苗为液体剂型，可直接于皮下或肌内注射 0.5 mL，但不能注入皮内或血管。

（四）疫苗效果

现已证实接种 23 价肺炎球菌多糖疫苗，对 23 种荚膜型的每一种都可产生抗体，在接种后的第 3 周，抗体的产生达到高峰。

肺炎球菌多糖疫苗的免疫持久性目前尚不能确定，现有资料表明保护性抗体至少可持续 5 年。

（五）接种反应和禁忌证

1.接种反应

接种疫苗后少数受种者可出现注射部位的疼痛、红肿等轻微反应，小于 1% 的受种者可出现低热（$<38.3\ ℃$）、肌痛和严重的局部反应。严重的接种反应，如过敏反应极为罕见，发生率约为 5/100 万。患有其他已稳定的自发性血小板减少性紫癜的患者接种疫苗后，偶尔会出现复发。

2.禁忌证

接种肺炎球菌多糖疫苗的禁忌证包括：①对疫苗中的任何成分过敏者。②正在进行免疫抑制治疗的患者。③具有严重心脏病或肺功能障碍的患者。④妊娠期和哺乳期的妇女。

（六）注意事项

（1）疫苗一定要注入皮下或肌内，注入皮内可致严重的局部反应。

（2）当患有任何发热性呼吸道疾病或其他急性感染时，应推迟使用疫苗,除非医生认为不接种疫苗会造成更大的危险。

(3)已在应用青霉素(或其他抗生素)预防肺炎球菌感染的患者,接种疫苗后不应中断使用抗生素。

(4)2岁以下的儿童接种该疫苗后效果不理想,不应给2岁以下的儿童接种该疫苗。

(仇岩)

第十五章　脑膜炎奈瑟菌的传播与防控

一、传播途径

脑膜炎奈瑟菌是流行性脑脊髓膜炎(简称"流脑")的病原菌。病菌主要经飞沫传播方式侵入人体的鼻咽部,并在局部增殖。多数人感染后表现为带菌者或隐性感染,只有少数人会出现菌血症引起脑脊髓膜化脓性炎症。

二、防控措施

防控关键是尽快控制传染源、切断传播途径和提高人群免疫力。对儿童注射流脑荚膜多糖疫苗进行特异性预防,常用疫苗为A、C二价或A、C、Y和W135四价混合多糖疫苗。流行期间儿童可口服磺胺类药物等进行预防。

三、疫苗介绍

(一)疫苗种类

目前用于预防脑膜炎奈瑟菌感染的疫苗有多糖疫苗和结合疫苗2种,多糖疫苗有A群、A+C群、A+C+Y+W135群3个品种,结合疫苗有A+C群结合疫苗。

1. A群流脑多糖疫苗

该疫苗现为国家免疫规划一类疫苗,由政府提供免费接种,适用于6月龄～2岁儿童。婴儿在6～18月龄时接种第1、2剂次(2剂间隔时间不得少于 3 个月）。

2．A＋C 群流脑多糖疫苗

该疫苗现为国家免疫规划一类疫苗，由政府提供免费接种，适用于 2 岁以上的人群。已接种过 1 剂 A 群流脑多糖疫苗者，接种 A＋C 群流脑多糖疫苗与接种 A 群流脑多糖疫苗的时间间隔不得少于 3 个月；已接种 2 剂次 A 群流脑多糖疫苗者，接种 A＋C 群流脑多糖疫苗与接种 A 群流脑多糖疫苗最后一剂次的时间间隔不得少于 1 年。在儿童满 3 岁、6 岁时各接种 1 剂次（两剂间隔不少于 3 年）。

3．A＋C 群流脑结合疫苗

该疫苗现为二类疫苗，遵循知情、自愿、自费原则进行接种，适用于 6 月龄（部分厂家疫苗可从 3 月龄开始接种）以上儿童、成人。

4．A＋C＋Y＋W135 群流脑多糖疫苗

该疫苗现为二类疫苗，遵循知情、自愿、自费原则进行接种，用于 2 岁以上儿童及成人。推荐前往流行区旅游或居住在流行区的人群、医务人员、实验室人员、军人等接种。

该疫苗于上臂外侧三角肌附着处皮下注射。由于流脑多在冬季为患，且疫苗接种后需待一个多月才可产生抗体而发挥抗病作用，故流脑疫苗的接种需提前至 10 月，最晚不得迟于 11 月。另外，10 月的气温与自然环境也比较适合接种流脑疫苗。

（二）接种对象

对 2 岁以上儿童，A 群和 C 群多糖疫苗有 85％～100％的短期效果，A＋C 群多糖疫苗则可提供至少 3 年的保护作用，但对 2 岁以下儿童的保护作用较短暂。补偿选择是接种 A＋C 群结合疫苗，此种疫苗对 2 岁以下儿童的保护效果更好，保护率可达 90％以上。

（三）禁忌证

（1）处于急性传染病发作期或是发热的患儿，应暂缓接种。

（2）患有肾脏病、心脏病及活动性结核等急慢性疾病或癫痫、癔症、抽搐（高热惊厥）、脑炎后遗症等神经系统疾病，以及过敏患儿，

不宜接种。

（四）注意事项

该疫苗接种后的不良反应很轻微，表现为注射部位红晕、压痛，大多在 24 小时内自行消退。少数儿童可出现短暂发热，一般不需要特殊处理，如果超过 38 ℃，则需要采取退热措施。个别儿童可能发生过敏反应，应向医生咨询。

（仇岩）

第十六章　结核分枝杆菌的传播与防控

结核分枝杆菌是人类结核病的病原体。

世界卫生组织称,结核病是全球首屈一指的传染病杀手。2015年约有1 040万新发结核病患者,有180万人死于结核病,其中超过95%的死亡发生在中低收入国家。2016年,全球仍约有1 040万例结核新发病例,170万人死亡。2017年,全球新发结核病患者约1 000万,157万人死亡。目前,中国仍是全球22个结核病高负担国家之一。世界卫生组织数据显示,中国的结核病患者数量位列全球第三,仅次于印度和印度尼西亚。

一、传播途径

结核分枝杆菌通过多途径传播:

(一)呼吸道

呼吸道是结核分枝杆菌最主要的传播途径,肺结核患者在咳嗽、打喷嚏、大声说话时,会把带有结核菌的飞沫播散到空气中,周围人群吸入带有结核菌的飞沫即可能受到传染。健康人可能通过吸入传染性肺结核患者喷出的飞沫而被感染。但是,一般人感染结核菌后不会发病,只有在身体抵抗力低的时候才会发病。

部分肺结核患者体内的病菌可经血液、淋巴扩散侵入肺外组织器官,引起相应的脏器结核,如脑、肾、骨、关节、生殖器等结核。极少数免疫低下者,结核分枝杆菌可经淋巴、血液扩散至全身,导致全身粟粒性结核或结核性脑膜炎。排菌的肺结核患者(尤其是痰涂片阳性未经治疗者)是主要的传染源。患者随地吐痰,痰液干燥后结核菌随尘埃飞扬亦可引起结核感染。

（二）消化道

痰菌被咽入消化道可引起肠结核、结核性腹膜炎等疾病。另外,与结核患者合用餐具或吃患者剩下的食物也可导致感染发生,饮用未经消毒的牛奶或乳制品可感染牛型结核分枝杆菌。

（三）破损的皮肤黏膜

结核杆菌可通过破损的皮肤黏膜感染,导致皮肤结核。

二、防控措施

（一）控制传染源

肺结核患者在传染期间需要注意和家人隔离,最好有单独的卧室,光线要充足。如果没有条件,则分床或分头睡,保证通风良好。患者所在房间可用紫外线照射消毒,每日或隔日一次,每次 2 小时。患者用过的食具、衣物等耐热物品需煮沸消毒,煮沸时间为 10～15 分钟。患者用过的衣物要经常清洗并在太阳下曝晒,以达到杀死结核菌的目的。

（二）切断传播途径

患者应避免对着别人大声说话,咳嗽、打喷嚏等要捂住口鼻,痰要用纸包好焚烧,不要随地吐痰。特别要注意保护儿童,大部分儿童结核病是由家庭成员传染的。

（三）保护易感人群——预防接种

我国规定新生儿出生后即接种卡介苗。接种卡介苗并不能预防结核分枝杆菌的感染,但对儿童重症结核病和结核性脑膜炎有一定预防作用。一般在接种后 6～8 周如结核菌素试验转阳,则表示接种者已产生免疫力,试验阴性者应再行接种。

三、疫苗(卡介苗)介绍

（一）疫苗简介

卡介苗(BCG)是一种无毒牛型结核分枝杆菌活菌疫苗,用来预防结核病。卡介苗接种后可使儿童产生对结核病的特殊抵抗力,可以降低儿童结核病的发病率及其严重性,特别是减少结核性脑膜炎等严重结核病的发病率,并可减少此后内源性恶化的可能性。我国推行新生儿出生时即接种卡介苗。

(二)接种的意义

接种卡介苗后可使儿童产生对结核病的抵抗力,尤其是大大降低粟粒性结核病和结核性脑膜炎的发病率。卡介苗还可用于肿瘤的辅助治疗,哮喘性支气管炎的治疗及小儿感冒的预防。

(三)接种对象

出生3个月以内的婴儿或结核菌素试验阴性(试验后48~72小时局部硬结在5 mm以下者为阴性)的儿童。

如果新生儿出生时体重不满2 500 g、出生时有严重窒息、有吸入性肺炎以及早产儿,均应推迟接种卡介苗,待身体恢复达到接种要求后方可接种。

(四)免疫程序和剂量

(1)5人次用的剂量卡介苗加入0.5 mL所附稀释剂,放置约1分钟,摇动使之溶解并充分混匀。疫苗溶解后必须在半小时内用完。

(2)用灭菌的1 mL蓝芯注射器(25~26号针头)吸取摇匀的疫苗,在左上臂外侧三角肌中部略下处皮内注射0.1 mL。

(五)不良反应

1.常见不良反应

(1)接种后2周左右,局部可出现红肿浸润,若随后化脓,形成小溃疡,一般8~12周后结痂。一般不需处理,但要注意局部清洁,防止继发感染。

(2)脓疱、浅表溃疡和有继发感染者应到医院请医师处理,前者可涂1%甲紫(龙胆紫),使其干燥结痂,后者应在创面撒布消炎药粉,不要自行排脓或揭痂。

(3)局部脓肿和溃疡直径超过10 mm及长期不愈(大于12周)

者,应及时诊治。

(4)接种侧腋下淋巴结(少数在锁骨上或对侧腋下淋巴结)可出现轻微肿大,一般不超过 10 mm,1～2 个月后消退。如遇局部淋巴结肿大软化形成脓疱,应及时诊治。

(5)接种疫苗后可出现一过性发热反应。其中大多数为轻度发热反应,持续 1～2 天后可自行缓解,一般不需处理;对于中度发热反应或发热时间超过 48 小时者,可给予对症处理。

2.罕见不良反应

(1)严重淋巴结反应在临床上分为干酪型、脓肿型、窦道型等。接种处附近如腋下、锁骨上下或颈部淋巴结强反应,局部淋巴结肿大软化形成脓疱,应及时诊治。

(2)复种时偶见瘢痕疙瘩。

3.极罕见不良反应

(1)骨髓炎。

(2)过敏性皮疹和过敏性紫癜。

(六)注意事项

(1)严禁皮下或肌内注射。

(2)接种卡介苗的注射器应为专用,不得用作其他注射,以防止产生化脓反应。

(3)开启疫苗瓶和注射时,切勿使消毒剂接触疫苗。

(4)疫苗瓶有裂纹、标签不清或失效者、疫苗复溶后出现浑浊等外观异常者均不得使用。

(5)疫苗开启后应立即使用,如需放置,应置于 2～8 ℃环境中,并于半小时内用完,剩余均应废弃。

(6)应备有肾上腺素等药物,以备偶有发生严重过敏反应时急救用。接受注射者在注射后应在现场观察至少 30 分钟。

(7)严禁冻结。

(8)使用时应注意避光。

(七)用药禁忌

有活动性结核病的患者禁用。出现以下情况者慎用:家族和个人有惊厥史者、患慢性疾病者、有癫痫史者、过敏体质者、哺乳期妇女。

（八）药物相互作用

注射免疫球蛋白者，应至少间隔 1 个月以上接种本品，以免影响免疫效果。

（仇岩）

第十七章　破伤风梭菌的传播与防控

破伤风梭菌是微生物中的高级杀手之一,其引起的破伤风死亡率高达 52%。我们先来看两个生活中的案例:

案例一:59 岁的文先生因张口困难就诊于长沙市中心医院急诊科。经过医生详细询问病史,文先生在一周前不慎摔伤膝部,导致左膝关节外侧深约 1.5 cm 的伤口。当时他并未引起重视,只是予以简单的清水冲洗,未至医院进行伤口的检查及处理。7 天后,他突然出现张口困难,伴言语不清,家人赶紧把他送到长沙市中心医院急诊科,根据他的病史及典型症状,医生诊断为"破伤风"。

案例二:张先生在两周前在农田里干活时不慎被锐利的竹签刺破脚趾,当时他自觉伤口很小,只有一些污泥和少量的出血,认为没什么大碍。自己在药店买了碘酒和棉签消毒,并未至医院就诊。8 天后张先生突然出现张口困难伴间断抽搐,被家人紧急送到医院,医生诊断为"破伤风"。

这两个案例给我们的教训是,即使伤口再小,如果比较深的话,也一定不要掉以轻心,破伤风其实离我们很近。

一、破伤风梭菌感染的条件

破伤风梭菌以芽孢形式广泛存在于自然界,主要分布于土壤、人和动物肠道。破伤风梭菌由伤口侵入人体引起破伤风。破伤风梭菌属于专性厌氧菌,在一般表浅伤口不能生长,其感染的重要条件是伤口需形成厌氧微环境,例如伤口窄而深(如刺伤),伴有泥土或异物污染,大面积创伤、烧伤,坏死组织多,局部组织缺血,同时伴有需氧菌或兼性厌氧菌混合感染(消耗伤口内残留的氧气)。这些情况均易造成伤口局部的厌氧微环境,有利于破伤风梭菌繁殖。

二、破伤风的发病机制及临床表现

破伤风梭菌释放的外毒素——痉挛毒素是引起破伤风的主要致病物质,属于神经毒素,毒性极强,仅次于肉毒毒素,对人的致死量小于 1 μg。破伤风痉挛毒素可阻止抑制性神经介质的释放,导致屈肌、伸肌同时发生强烈收缩,骨骼肌出现强烈痉挛。

破伤风潜伏期可从几天至几周,与伤口距离中枢神经系统的远近有关。典型症状是咀嚼肌痉挛所造成的苦笑面容、牙关紧闭及持续性背部痉挛(角弓反张)。通常最先受影响的肌群是咀嚼肌,随后顺序为面部表情肌,颈、背、腹、四肢肌,最后为膈肌。肌强直的征象为张口困难和牙关紧闭,腹肌坚如板状,颈部强直、头后仰,当背、腹肌同时收缩,因背部肌群较为有力,躯干因而扭曲成弓,形成"角弓反张"或"侧弓反张"。阵发性肌痉挛是在肌强直基础上发生的,且在痉挛间期肌强直持续存在。相应的征象为蹙眉、口角下缩、呲嘴"苦笑"(面肌痉挛);喉头阻塞、吞咽困难、呛咳(咽肌痉挛)、通气困难、发绀、呼吸骤停(呼吸肌和膈肌痉挛);尿潴留(膀胱括约肌痉挛)。强烈的肌痉挛可使肌断裂,甚至发生骨折。患者死亡原因多为窒息、心力衰竭或肺部并发症。

三、防控措施

1. 非特异性防控措施

非特异性防控措施是指正确处理创口,及时清创扩创,防止厌氧微环境的形成,应用抗生素杀灭破伤风梭菌,以消除毒素的产生。

2. 特异性预防措施

目前我国采用含有百日咳疫苗、白喉类毒素和破伤风类毒素的百白破三联疫苗制剂,对 3～6 个月的儿童进行免疫,可同时获得对这三种常见病的免疫力。免疫程序为出生后第 3、4、5 个月连续免疫 3 次,2 岁、7 岁时各加强一次,以建立基础免疫。今后如有可能引发破伤风的外伤,立即再接种一针类毒素。对伤口污染严重而又未经过基础免疫者,可立即注射破伤风抗毒素(TAT)以获得被动免疫作紧急预防,同时可给予类毒素作主动免疫。

3.特异性治疗

对已发病者应早期、足量使用 TAT,一旦毒素与细胞受体结合,抗毒素就不能中和其毒素作用。由于目前应用的 TAT 是用破伤风类毒素免疫马所获得的马血清纯化制剂,因此注射前必须先作皮肤试验,测试有无超敏反应,必要时可采用脱敏注射法或用人抗破伤风免疫球蛋白。抗菌治疗可采用红霉素。

小提示

破伤风是常和创伤相关联的一种特异性感染。各种类型和大小的创伤都可能受到污染,特别是开放性骨折、含铁锈的伤口、伤口小而深的刺伤、盲管外伤、火器伤,更易受到破伤风梭菌的污染。小儿患者以手脚刺伤多见。若以泥土、香灰、柴灰等土法敷伤口,更易致病。

四、疫苗(百白破三联疫苗)介绍

百白破三联疫苗是指百日咳(P)、白喉(D)、新生儿破伤风(T)三种疫苗的联合制剂(简称"DPT"),它是由百日咳疫苗、精制白喉和破伤风类毒素按适量比例配制而成,用于预防百日咳、白喉、破伤风三种疾病。DPT 是国家免疫规划程序中的疫苗之一,接种对象为3～24月龄儿童,接种不良反应发生率居所有疫苗之首。

百白破三联疫苗分为全细胞百白破三联疫苗(简称"WDPT")和无细胞百白破三联疫苗(简称"ADPT")。WDPT 和 ADPT 两种疫苗都含有白喉类毒素原液及破伤风类毒素原液,其区别在于WDPT 中的百日咳疫苗为全菌体疫苗,而 ADPT 中的百日咳疫苗为无细胞疫苗。

ADPT 是预防儿童百日咳、白喉和破伤风的新一代免疫制剂。虽然目前还在普遍使用的 WDPT 在控制这些疾病上取得了明显成效,但由于 WDPT 使用百日咳全菌体配制,接种后不良反应发生率较高,少数甚至可引起严重的神经系统症状。20 世纪 80 年代,日本首先研制成功含有丝状血凝素(FHA)和百日咳毒素(PT)两种主要保护性抗原的无细胞百白破疫苗,实践证明 ADPT 的不良反应发生率低,预防效果好。我国于 1993 年研制成功 ADPT,经人体反应和血清学效果观察证实,其接种反应轻微,免疫效果好。

1. 接种对象

基础免疫对象为 3～6 月龄、足月分娩的健康婴儿,未患过 3 种相应传染病(百日咳、白喉、破伤风),接种时无禁忌证。加强免疫对象为 18～24 月龄(已用 DPT 基础免疫 3 针)的健康儿童。

2. 接种方法

按照国家计划免疫程序进行接种,ADPT、WDPT 基础、加强免疫每针次均在上臂外侧三角肌肌内注射 0.5 mL,左右两臂交替使用。基础免疫接种 3 针次,每针次间隔时间为 30 天,加强免疫接种 1 针次。

3. 观察反应

接种前测量体温(体温低于 37 ℃方可接种),仔细进行问诊和体检,排除接种禁忌证。每针次接种后 6、24、48 小时各测量一次体温及观察局部反应(红肿、硬结等),接种后 7 天、15 天、1 个月再检查接种部位有无硬结、无菌性脓肿等。

4. 判定标准

接种局部红晕或硬结直径判定:直径为 0.5～2.5 cm 的为轻度反应,2.6～5.0 cm 的为中度反应,5.1 cm 以上的为重度反应。

按全身发热反应判定:腋下体温为 37.1～37.5 ℃者为弱反应,37.6～38.5 ℃者为中反应,38.6 ℃以上者为强反应。

五、破伤风抗毒素(TAT)介绍

1.成分

本品系由破伤风类毒素免疫马所得的血浆,经胃酶消化后纯化制成的液体抗毒素球蛋白制剂。辅料为氯化钠、间甲酚,成品剂型为注射剂。

2.性状

本品为无色或淡黄色的澄明液体,含少量防腐剂,久置可析出少量能摇散的沉淀。

3.接种对象

接种对象为开放性外伤(特别是创口深、污染严重)有感染破伤风危险者。

4.作用与用途

本品含特异性抗体,具有中合破伤风毒素的作用,可用于破伤风梭菌感染的预防和治疗。

5.适应证

本品用于预防和治疗破伤风。已出现破伤风或其可疑症状时,应在进行外科处理及其他疗法的同时,及时使用抗毒素治疗。开放性外伤(特别是创口深、污染严重者)有感染破伤风的危险时,应及时进行预防。凡已接受过破伤风类毒素免疫注射者,应在受伤后再注射1针类毒素加强免疫,不必注射抗毒素;未接受过类毒素免疫或免疫史不清者,须注射抗毒素预防,但也应同时开始类毒素预防注射,以获得持久免疫。

6.规格

常用规格为 0.75 mL,1 500 IU/支。

7.用法用量

(1)接种部位

接种部位为皮下或肌肉。

（2）接种途径

皮下注射应在上臂三角肌附着处。肌内注射应在上臂三角肌中部或臀大肌外上部。

（3）剂量

1次皮下或肌内注射 1 500～3 000 IU，儿童与成人用量相同；伤势严重者可增加用量 1～2 倍。经过 5～6 日，如破伤风感染危险未消除，应重复注射。

8. 不良反应

（1）过敏休克

过敏休克可在注射中或注射后数分钟至数十分钟内突然发生。患者突然表现沉郁或烦躁、脸色苍白或潮红、胸闷或气喘、出冷汗、恶心或腹痛、脉搏细速、血压下降，重者神志昏迷虚脱，如不及时抢救可以迅速死亡。轻者注射肾上腺素后即可缓解；重者需输液输氧，使用升压药维持血压，并使用抗过敏药物及肾上腺皮质激素等进行抢救。

（2）血清病

血清病主要症状为荨麻疹、发热、淋巴结肿大、局部浮肿，偶有蛋白尿、呕吐、关节痛，注射部位可出现红斑、瘙痒及水肿。一般在注射后 7～14 天发病，称为延缓型血清病；亦有在注射后 2～4 天发病，称为加速型血清病。对血清病应对症疗法，可使用钙剂或抗组胺药物，一般数日至十数日即可痊愈。

9. 禁忌证

过敏试验为阳性反应者慎用，详见脱敏注射法。

10. 注意事项

（1）本品为液体制品，制品混浊、有摇不散的沉淀、异物或安瓿有裂纹、标签不清、过期失效者均不能使用。安瓿打开后应一次用完。

（2）每次注射须保存详细记录，包括姓名、性别、年龄、住址、注射次数、上次注射后的反应情况、本次过敏试验结果及注射后反应情况、所用抗毒素的生产单位名称及批号等。

（3）注射用具及注射部位应严格消毒。注射器宜专用，如不能专用，用后应彻底洗净处理，最好干烤或高压蒸汽灭菌。同时注射类毒素时，注射器须分开。

（4）使用抗毒素须特别注意防止过敏反应。注射前必须先做过敏试验并详细询问既往过敏史。凡本人及其直系亲属曾有支气管哮喘、枯草热、湿疹或血管神经性水肿等病史，或对某种物质过敏，或本人过去曾注射马血清制剂者，均须特别提防过敏反应的发生。

①过敏试验：用氯化钠注射液将抗毒素稀释 10 倍（0.1 mL 抗毒素加 0.9 mL 氯化钠注射液），在前掌侧皮内注射 0.05 mL，观察 30 分钟。注射部位无明显反应者，即为阴性，可在严密观察下直接注射抗毒素。如注射部位出现皮丘增大、红肿、浸润，特别是形似伪足或有痒感者，为阳性反应，必须用脱敏法进行注射。如注射局部反应特别严重或伴有全身症状，如荨麻疹、鼻咽刺痒、喷嚏等，则为强阳性反应，应避免使用抗毒素。如必须使用时，则应采用脱敏注射，并做好抢救准备，一旦发生过敏休克，应立即抢救。无过敏史者或过敏反应阴性者，也并非没有发生过敏休克的可能。为慎重起见，可先注射少量于皮下进行试验，观察 30 分钟，无异常反应，再将全量注射于皮下或肌内。

②脱敏注射法：在一般情况下，可用氯化钠注射液将抗毒素稀释 10 倍，分小量数次做皮下注射，每次注射后观察 30 分钟。第 1 次可注射 10 倍稀释的抗毒素 0.2 mL，观察无发绀、气喘或显著呼吸短促、脉搏加速时，即可注射第 2 次 0.4 mL，如仍无反应则可注射第 3 次 0.8 mL，如仍无反应即可将安瓿中未稀释的抗毒素全量做皮下或肌内注射。有过敏史或过敏试验强阳性者，应将第 1 次注射量和以后的递增量适当减少，分多次注射，以免发生剧烈反应。

（5）门诊患者注射抗毒素后，须观察 30 分钟始可离开。

（仇岩）

第十八章　流感病毒及禽流感病毒的传播与防控

一、流感病毒的传播与防控

（一）分型

流感病毒分为甲、乙、丙三型，其中甲型又分为若干亚型，流感病毒的亚型常用病毒体表面的两种抗原结构 HA 和 NA 的种类来简单表示，如 H5N1、H7N2 等等。

（二）流行的原因

流感易发生流行的根本原因在于流感病毒的核酸是分节段的，节段之间发生交换的概率高于不分节段的病毒，因此流感病毒易于发生抗原性变异。抗原性变异发生后会导致机体之前产生的针对流感病毒的免疫力失去作用，从而导致人群对流感病毒普遍敏感而发生流感的流行。变异程度小则引起小范围的流感流行，变异程度大导致新的亚型出现则会引起大范围的流感流行。

（三）传播途径

流感病毒主要通过飞沫传播，也可通过接触被污染的手、日常用具等间接传播。

（四）防控措施

1.控制传染源

应及早对流感患者进行呼吸道隔离和早期治疗。

2.切断传播途径

流感流行期间避免到人群聚集的公共场所,必要时要对公共场所进行消毒。医务人员在工作期间戴口罩,勤洗手,防止交叉感染。

3.保护易感人群

预防流感最基本的措施是疫苗接种。裂解疫苗是目前使用较为普遍的疫苗。重点接种人群为 65 岁以上老人、严重心肺疾病患者、糖尿病、免疫缺陷病患者或接受激素及免疫抑制剂治疗者以及医疗卫生机构工作者。不宜接种疫苗的人员包括对鸡蛋或鸡蛋中其他成分过敏者(流感疫苗是鸡胚培养获得的)、格林-巴利综合征患者、孕期 3 个月内的孕妇、急性感染性疾病患者、严重过敏体质者。

(五)流感疫苗介绍

1.接种对象

中国疾病预防控制中心《中国季节性流感疫苗应用技术指南(2014～2015)》明确指出:流感疫苗安全、有效,并推荐以下人群为优先接种对象:

(1)孕妇。

(2)6 月龄以下婴儿的家庭成员和看护人员。

(3)6 月龄～5 岁儿童。

(4)60 岁及以上老年人。

(5)特定慢性病患者。

(6)医务人员。

2.接种时间

接种流感疫苗的最佳时机是在每年的流感季节开始前。在我国,特别是北方地区,冬、春季是每年的流感流行季节,因此,9～10月是最佳接种时机。当然流感开始以后接种也有预防效果。

3.免疫程序和剂量

疫苗需要在上臂外侧三角肌肌内注射,每次注射 1 剂,应在流感流行季节前或期间进行预防接种。成人及 3 岁以上儿童需要接种 1 针,每次接种剂量为 0.5 mL。6 月龄至 35 月龄儿童需要接种 2

针,每针剂量为 0.25 mL,间隔 4 周。

4.禁忌证

(1)对鸡蛋或疫苗中任何其他成分(包括辅料、庆大霉素、甲醛、卡那霉素、裂解剂、赋形剂等),特别是对卵清蛋白过敏者。

(2)患急性疾病、严重慢性病的急性发作期和发热者。

(3)有未控制的癫痫和其他进行性神经系统疾病者,有格林-巴利综合征病史者。

(4)患有高热性疾病或急性感染时,建议症状消退至少 2 周后接种疫苗。

(5)注射后出现任何神经系统反应,禁止再次使用本疫苗。

(6)本疫苗严禁静脉注射。

(7)家族和个人有惊厥史者、患有慢性疾病者、有癫痫史者、过敏体质者慎用本品。

5.接种后的反应及注意事项

接种流感疫苗后最常见的反应是接种部位疼痛,全身发热、乏力等症状较为少见。避免空腹接种,接种完毕需观察 30 分钟。同时需要注意,接种流感疫苗后也不能高枕无忧,任何一种疫苗或菌苗都不可能对人的机体产生百分之百的保护作用,所以平时还是需要预防和采取保护措施。

二、禽流感病毒的传播与防控

人禽流感是由甲型流感病毒某些感染禽类亚型中的一些毒株引起的急性呼吸道传染病。

(一)可直接感染人类的亚型

通常情况下,禽流感病毒并不感染人类,最早的人禽流感病例出现在 1997 年的香港,亚型为 H5N1,导致 12 人发病,其中 6 人死亡。至今发现能直接感染人的禽流感病毒亚型有 H5N1、H7N1、H7N2、H7N3、H7N7、H9N2、H7N9。其中,高致病性 H5N1 亚型和 2013 年 3 月在人体上首次发现的新禽流感 H7N9 亚型尤为引人关注,这两种亚型不仅造成了人类的伤亡,同时重创了家禽养殖业。

（二）传染源

传染源主要为患禽流感或携带禽流感病毒的鸡、鸭、鹅等禽类,野禽或猪也有可能成为传染源。目前尚无人与人之间传播的确切证据。

（三）传播途径

禽流感病毒经呼吸道传播,也可通过密切接触感染的家禽分泌物和排泄物、受病毒污染的物品和水等被感染,直接接触病毒毒株也可被感染。

（四）易感人群

一般认为,人类对禽流感病毒并不易感。尽管任何年龄均可被感染,但在已发现的 H5N1 感染病例中,13 岁以下儿童所占比例较高,病情较重。与不明原因病死家禽或感染、疑似感染禽流感家禽密切接触人员为高危人群。

（五）防控措施

目前尚无商品化的人用禽流感疫苗,因此预防禽流感主要从控制传染源和切断传播途径下手。

1. 控制传染源

加强禽类疾病的监测,一旦发现禽流感疫情,动物防疫部门立即按有关规定进行处理;养殖和处理的所有相关人员应做好防护工作;加强对密切接触禽类人员的监测,当密切接触人员中出现流感样症状时,应立即进行流行病学调查,采集标本并送至指定实验室检测,以进一步明确病原,同时应采取相应的防治措施;对患者或疑诊患者尽早进行隔离;封锁疫区并捕杀病禽。

2. 切断传播途径

避免接触病死禽类,尽量避免直接接触活禽类、鸟类或其粪便,若接触,须尽快洗手;应购买有检疫证明的鲜、活、冻禽畜及其产品;生禽、畜肉和鸡蛋等一定要烧熟煮透,加工处理生禽肉和蛋类后要彻底洗手;应注意饮食卫生,食品加工过程中要做到生熟分开;不与患者或疑似患者接触,如与患者接触,应戴好口罩、手套等。

3.保护易感人群

注意营养均衡,加强锻炼,注意春季保暖,通过劳逸结合等方式提高机体免疫力。保持良好个人卫生习惯,打喷嚏的时候一定要捂住口鼻,打完以后应当立即洗手,日常生活中也应当注意随时洗手。室内定期开窗,保持空气流通。

(仇岩)

第十九章　麻疹病毒的传播与防控

麻疹病毒是一种传染性很强的急性传染病——麻疹的病原体。除麻疹外,麻疹病毒感染还与亚急性硬化性全脑炎(SSPE)的发生有关。

一、传播途径

人是麻疹病毒的唯一自然储存宿主。麻疹病毒主要通过飞沫传播,也可经患者用品或密切接触传播。麻疹传染性极强,易感者接触后几乎全部发病。

二、防控措施

预防麻疹的主要措施是隔离患者,以及进行人工主动免疫来提高儿童免疫力。儿童在 8 月龄接种 1 剂麻疹-风疹联合减毒活疫苗(MR),在 18～24 月龄接种 1 剂麻疹-腮腺炎-风疹三联疫苗(MMR)。疫苗接种后抗体阳转率达 90% 以上,免疫力可持续 10～15 年。对于与麻疹患儿有密切接触,但未注射过疫苗的易感儿童,可在接触后 5 天内肌注麻疹恢复期病人血清或丙种球蛋白等进行被动免疫,有一定预防效果。

三、麻疹疫苗介绍

(一)接种对象

1.8 月龄以上的易感者

初免年龄为 8 月龄,再免疫年龄为 7 周岁。也可 8 月龄初免,

1.5～2 岁再免疫 1 针以减少初免失败的易感者。

2.病例发生后的应急接种

应急接种的对象是患者活动范围内的易感者。流行地区接种率应在 95％以上。接种时间愈早愈好,在首代病例出现后疫情尚未蔓延之前接种完毕。麻疹的潜伏期一般为 7～14 天,最长可达 21 天。接种疫苗后 7～12 天就可产生抗体,比感染后产生抗体的时间短,因此对易感者进行应急接种可控制疫情蔓延或终止流行。对麻疹潜伏期的儿童接种疫苗后一般没有不良反应,在麻疹感染后 1～2 天接种疫苗可阻止病毒血症的产生,使感染者的临床症状减轻。

没有注射过麻疹疫苗而又与麻疹患者密切接触的易感者和不宜接种疫苗者,可应用丙种球蛋白,但这种免疫力一般只能维持 2～3 周,此后如再接触麻疹患儿又可再次感染。因此,无禁忌的 8 月龄以上儿童必须接种各种麻疹疫苗。

(二)使用方法

1.冻干麻疹活疫苗

安瓿签所示用量加灭菌注射用水,待完全溶解后使用。

2.注射部位及剂量

上臂外侧三角肌附着处皮肤用 75％乙醇消毒,待干后皮下注射 0.5 mL,儿童和成人剂量相同。

(三)接种反应

常见的接种反应是在注射部位出现短时间的烧灼感及刺痛,个别受种者可在接种疫苗 5～12 日出现发热(38.3 ℃或以上)或皮疹。罕见的接种反应包括一些轻度的局部反应,如红斑、硬结和触痛、喉痛及不适、恶心、呕吐、腹泻等,极其罕见的有过敏反应、一过性的关节炎和关节痛。

(四)禁忌证

(1)妊娠期的妇女。

(2)对青霉素和鸡蛋有过敏史或类过敏反应者。

（3）伴有发热的呼吸道疾病、活动性结核、血液病、恶病质和恶性肿瘤等。

（4）原发性和继发性免疫缺陷患者或接受免疫抑制剂治疗者。

（5）个人或家族有惊厥史和脑外伤史。

（五）效果

其效果受多方因素影响。麻疹疫苗的质量是关系到是否能有效预防和控制麻疹的关键，但必须要有冷链设备及科学的管理，同时正确地实施接种。

1.疫苗血清学效果

注射疫苗 1 周后开始产生抗体，1 个月达高峰，阳转率在 95％以上。

2.流行病学效果

免疫人群在流行病学效果与免疫后血清学效果一致，即抗体阳转者可免于发病。

3.应急接种的效果

当麻疹野病毒感染时，病毒要先通过呼吸道黏膜屏障，再通过淋巴系统进入血清，潜伏期为 7～14 天。接种疫苗的途径与自然感染不同，一般在接种后第 7 日抗体开始产生，比感染后产生抗体的时间短得多，这正是流行时可以采用应急接种的办法控制流行的依据。当某地发生麻疹流行时，尽快给周围的接触者进行应急接种可以起到减少发病、阻止流行的作用。

（六）注意事项

（1）本疫苗加水溶解后为呈橘红色的透明液体。如发现颜色变紫、变黄（变紫是安瓿有微细裂纹，变黄是有杂菌生长），安瓿有裂纹、标签不清、溶解不好、超过有效期均不可使用。

（2）麻疹病毒对温度和光线抵抗力较弱，可迅速灭活，应注意避光保存。冻干疫苗经溶解成液体状态后，可迅速导致效价降低，必须在半小时内用完。用不完的应废弃，因时间长了疫苗内的活病毒会很快死亡，使疫苗失效。同时，疫苗中没有防腐剂，暴露在空气中时间长了可能会被细菌污染。

（3）启开安瓿和注射时切勿使消毒剂接触疫苗,用 75% 乙醇消毒皮肤,待干后再注射。

（4）注射过丙种球蛋白者接种本疫苗应至少间隔 6 周以上,因丙种球蛋白含有麻疹抗体,能中和疫苗中的麻疹病毒,干扰免疫效果。接种麻疹疫苗至少 2 周后方可注射丙种球蛋白,因麻疹疫苗注射后 2 周人体即可产生抗体,这时就不受丙种球蛋白地影响了。

（5）冻干麻疹疫苗虽已加保护剂,但因是活疫苗,所以在储运及接种过程中仍需保持完善的冷链系统,以确保疫苗的效价。

（仇岩）

第二十章　腮腺炎病毒的传播与防控

腮腺炎病毒是流行性腮腺炎的病原体。

一、传播途径及相关疾病

人是腮腺炎病毒的唯一宿主,病毒经飞沫传播,易感者为学龄期儿童,好发于冬春季节。病毒可引起病毒血症并经血流侵入腮腺及其他腺体器官如睾丸、卵巢、胰腺、肾脏和中枢神经系统等。临床表现主要为一侧或双侧腮腺肿大,伴发热、乏力、肌肉疼痛等。病程1～2周,青春期感染者易并发睾丸炎(20％)或卵巢炎(5％),约0.1％的患儿可并发病毒性脑膜炎。并发睾丸炎者可导致男性不育症。

二、防控措施

腮腺炎的预防以隔离患者、切断传播途径和接种疫苗为主。目前,采用麻疹-腮腺炎-风疹三联疫苗进行接种,免疫保护效果好。

三、腮腺炎疫苗介绍

(一)组成性状

用腮腺炎病毒 S79 减毒株接种鸡胚细胞,经培养后收获病毒液并加适宜稳定剂后冻干制成。冻干疫苗为乳酪色疏松体,经溶解后为橘红色。生产疫苗国家的药品监督管理部门确定每剂疫苗应含有的减毒腮腺炎病毒的最低含量。不同厂家在腮腺炎疫苗中使用不同的稳定剂,有的使用水解明胶,有的使用山梨醇,有的两者都使用。

(二)接种对象

该疫苗适用于所有 8 月龄以上腮腺炎易感者。

(三)使用方法

用所附的灭菌注射用水溶解疫苗后使用,稀释前后疫苗都要避光,稀释后的疫苗必须在冷链中保存,而且一次免疫接种活动结束时或稀释后 6 小时未用完的必须丢弃(按先符合的情况执行)。在上臂外侧三角肌附着处皮下注射 0.5 mL。

(四)免疫效果

注射 1 针减毒活疫苗后,细胞中和抗体滴度达到 1∶2 以上,可认为疫苗免疫成功。免疫成功率为 80%～90%,抗体有效保护期可达 10 年。但是随后开展的爆发调查研究表明,1 针腮腺炎疫苗的长期保护效力要低一些(60%～90%)。

(五)接种反应

一般腮腺炎疫苗的不良反应轻微,而且少见。除接种部位轻度肿、痛外,最常见的反应为腮腺炎和低热。偶见睾丸炎和感音神经性耳聋。极少出现中度发热,曾报道过无菌性脑膜炎,但报道发病率差异很大(例如从 1/400～1/50 万)。疫苗相关无菌性脑膜炎发病率的差异不仅反映了疫苗毒株和配方的不同,也与研究设计、诊断标准和临床实践的不同有关。被动监测时,难以发现迟发性无菌性脑膜炎。无菌性脑膜炎一般在接种后 2～3 周发生,间隔的中位数时间为 23 天(范围为 18～34 天)。部分脑膜炎患者可见脑脊液白细胞增高,但没有明显临床症状。

(六)禁忌证

腮腺炎疫苗禁忌证很少,与所有减毒活疫苗一样,腮腺炎疫苗不能用于严重免疫缺陷或免疫功能低下者。孕期禁忌接种,但那些接种了腮腺炎疫苗的孕妇也未见引起胎儿损伤的报道。对疫苗成分如新霉素或明胶过敏者不能接种腮腺炎疫苗。

（七）注意事项

（1）安瓿有裂纹、标签不清、冻干疫苗变红或溶解后混浊者，均不可使用。

（2）启开安瓿和注射时切勿使消毒剂接触疫苗；安瓿开启后，疫苗应在 1 小时内用完，如未用完应废弃。

（3）注射过丙种球蛋白者，间隔 1 个月后方可接种腮腺炎疫苗。

（4）近期使用免疫抑制剂者不应接种该疫苗，至少应间隔 2～4 周再接种。

（仇岩）

第二十一章　轮状病毒的传播与防控

一、轮状病毒的分组

轮状病毒总共有七种,以英文字母编号为 A、B、C、D、E、F 与 G,其中与人类腹泻有关的主要是 A、B、C 组。A 组就是引起婴幼儿秋季腹泻的病原体。B 组是引起成人病毒性腹泻的病原体,在我国出现过爆发流行,主要感染 15~45 岁的青壮年。C 组在儿童腹泻中多呈散发现象,发病率很低,偶见爆发流行。

二、A 组轮状病毒的致病性

A 组轮状病毒感染多发于 6 个月到 2 岁的婴幼儿,损伤小肠黏膜细胞造成腹泻。典型症状是水样腹泻、发热、腹痛、呕吐,病情严重者可出现脱水和酸中毒,若不及时治疗可致死亡。

三、轮状病毒的传播与防控

轮状病毒主要通过粪-口途径传播,也可通过呼吸道传播。

1. 一般性预防措施

一般性预防措施包括经常开窗通风、勤洗手、喝开水、吃熟食等。由于手在传播过程中起非常重要的媒介作用,因此除了勤洗手外,要注意手在没洗的情况下尽量不要去触碰脸部和口腔。

2. 特异性预防措施

接种轮状病毒疫苗是预防轮状病毒肠炎最有效、最经济的医学手段。目前我国使用的轮状病毒减毒活疫苗,其保护率能够达到73.72%,对重症腹泻的保护率达90%以上,保护时间为1年。此疫苗主要接种对象为2月龄至3岁儿童。该疫苗口服免疫后,可刺激机体产生对A组轮状病毒的免疫力,用于预防婴幼儿A组轮状病毒引起的腹泻。

接种轮状病毒疫苗的最佳时间是2月龄至3岁,不过也并非每个孩子都可以接种。当孩子属于如下情况时,不适宜口服轮状病毒疫苗:

(1)患严重疾病、急性或慢性感染者。

(2)患急性传染病及发热,腋温在37.5 ℃以上者。

(3)先天性心血管系统畸形患者,血液系统、肾功能不全患者。

(4)严重营养不良,对疫苗中任何成分过敏者。

(5)患消化道疾病,肠胃功能紊乱者。

(6)有免疫缺陷或接受免疫抑制治疗者。

四、轮状病毒疫苗介绍

(一)接种对象

轮状病毒疫苗主要接种对象为2月龄～3岁儿童。

(二)接种时间及用法

轮状病毒疫苗是减毒重组的活疫苗,是一种口服制剂,主要用于2月龄～3岁以下婴幼儿,用量为每人一次口服3 mL,用手开启瓶盖,用吸管吸取本疫苗,直接喂于婴幼儿,切勿用热水送服,每年应服一次。

(三)禁忌证

身体不适,发热时腋下温度达37.5 ℃以上者,急性传染病或其他严重疾病者,有免疫缺陷和接受免疫抑制剂治疗者、有消化道疾病者、胃肠功能紊乱者、严重营养不良者、过敏体质者、先天性心血管系统畸形患者,血液系统疾病患者、肾功能不全患者不宜接种。

(四)注意事项

(1)开启安瓿时,切勿使消毒剂接触疫苗。

（2）安瓿有裂纹、标签不清或液体混浊者切不可使用。

（3）口服后一般无不良反应，偶有低热、呕吐和腹泻等轻微反应，一般无须治疗，可自行消失。

（4）安瓿开启后，疫苗应在1小时内用完。

（5）使用本疫苗前后需要与其他活疫苗或免疫球蛋白间隔2周以上。

（6）口服疫苗前后30分钟内不吃热的东西和喝热水。请勿用热水送服，以免影响疫苗免疫效果。

（7）本疫苗需要在2～8 ℃环境中避光保存和运输。

（仇岩）

第二十二章　脊髓灰质炎病毒的 传播与防控

脊髓灰质炎病毒是引起脊髓灰质炎的病原体。病毒主要侵犯脊髓前角运动神经元,导致肢体迟缓性麻痹,多见于儿童,故又名"小儿麻痹症"。世界卫生组织已将脊髓灰质炎列为第二个在全球消灭的病毒感染性疾病。

一、传染源与传播途径

传染源包括脊髓灰质炎患者和无症状带毒者。由于约90％的感染者表现为隐性感染,因此无症状带毒者是脊髓灰质炎主要的传染源。脊髓灰质炎病毒主要通过粪-口途径传播,主要流行季节是夏秋季,1～5岁儿童为主要易感者。

二、防控措施

(一)主动免疫

自20世纪50年代中期以来,Salk疫苗(灭活疫苗)及Sabin疫苗(减毒活疫苗)相继问世并得到广泛应用,极大地降低了脊髓灰质炎的发病率。Salk疫苗和Sabin疫苗都是三型脊髓灰质炎病毒的混合疫苗,免疫后可获得对三个血清型病毒的中和抗体。

由于Sabin疫苗是用减毒变异株制成,采用口服不但可使机体产生抗体,还能刺激肠壁浆细胞产生分泌型IgA,对野毒株有消灭作用,从而切断其在人群中的传播,因而 Sabin 疫苗的免疫效果更好。但是 Sabin 疫苗热稳定性差,对保存、运输要求高,还有病毒毒力恢复的可能。因此,新的免疫程序建议首先使用 Salk 疫苗免疫两次,然后再口服 Sabin 疫苗进行全程免疫。

(二)被动免疫

使用免疫球蛋白来进行紧急预防。对脊髓灰质炎流行期间与患者有过密切接触的易感者,注射免疫球蛋白可以避免发病或减轻症状。

三、脊髓灰质炎疫苗介绍

(一)免疫程序和剂量

目前用来预防脊髓灰质炎的疫苗有两类,包括口服脊灰减毒活疫苗(OPV)、注射型脊灰灭活疫苗(IPV,包括含 IPV 成分的联合疫苗)。我国于 2016 年 5 月 1 日起,实施新的脊灰疫苗免疫策略(序贯程序),即 2 月龄时注射一剂 IPV,3 个月、4 个月及 4 岁各口服一剂 OPV。

(二)禁忌证

(1)已知对该疫苗所含任何成分,包括辅料以及抗生素过敏者。

(2)患急性疾病、严重慢性疾病、慢性疾病的急性发作期、发热者。

(3)免疫缺陷、免疫功能低下或正在接受免疫抑制剂治疗者。

(4)妊娠期妇女。

(5)未控制的癫痫和患其他进行性神经系统疾病者。

(三)不良反应

常见不良反应有轻度发热反应、恶心、呕吐、腹泻和皮疹。一般不需特殊处理,必要时可对症治疗。

极罕见不良反应为引起脊髓灰质炎疫苗相关(VAPP)病例。

(四)注意事项

(1)有以下情况者慎用:家族和个人有惊厥史、患慢性疾病、有癫痫史、过敏体质者。

(2)脊髓灰质炎疫苗是糖丸或液体的剂型,怕热,遇热会失效,因此不要用热水服药。服用时先用汤勺或筷子将糖丸研碎,或用汤勺将糖丸溶于冷开水(不得用热水)中服用,较大儿童可直接吞服。

(3)脊灰疫苗从−20 ℃环境下取出、开启后应放置于 2～8 ℃条件下保存并于当天用完,剩余均应废弃。

(4)应备有肾上腺素等药物,以备偶有发生严重过敏反应时急救用。接种后应在现场观察至少 30 分钟。

(5)注射免疫球蛋白应至少间隔 3 个月以上接种本疫苗,以免影响免疫效果。

(6)使用不同的减毒活疫苗进行预防接种时,应间隔至少 1 个月以上。

(7)高烧、免疫能力受损、正使用肾上腺皮质激素或抗癌药物治疗者不宜服用脊髓灰质炎疫苗。

(8)一旦发病,应及时去医院隔离治疗,并报告卫生防疫站,密切接触者医学观察 20 天,对未服过疫苗或服疫苗不全者应立即补服。

(9)最好在服疫苗后半小时内停止吸吮母乳(可用牛奶或其他代乳品),否则母乳中抗体会中和(杀死)疫苗,影响效果。

(10)如果在服用时出现呕吐应重服。

(仇岩)

第二十三章 肝炎病毒的传播与防控

目前比较明确的肝炎病毒有五型,分别是甲、乙、丙、丁、戊型肝炎病毒。

2004～2016 年,我国共报告病毒性肝炎 1 918.7 万例,年均发病率为 110.4/10 万;其中甲肝 61.6 万例,乙肝 1 541.0 万例,丙肝 202.1 万例,戊肝 30.7 万例,未分型肝炎 73.3 万例。目前,病毒性肝炎仍是我国重大传染病防治重点之一。据估算,我国每年约33 万人死于乙肝或丙肝感染导致的肝硬化和原发性肝癌。统计显示,我国有约 9 000 万乙肝病毒携带者,其中约 2 800 万人为慢性乙肝患者;丙肝病毒感染者约有 760 万例,约 456 万为慢性丙肝患者。数据显示,我国所报告的丙肝病例从 2003 年的 2.1 万例到 2016 年的 23 万例,呈逐年上升的趋势。如果丙肝患者未接受合适的治疗措施,根据预测模型计算,今后 15 年丙肝引起的肝硬化和肝癌病例数将分别达 42 万例和 25.4 万例,治疗肝硬化和肝癌的成本高达5.89 亿美元和 6.11 亿美元。

一、传染源与传播途径

(一)甲型和戊型肝炎病者

甲型和戊型肝炎病毒的传染源为急性期患者和隐性感染者,主要经"粪-口途径"传播,通过污染水源、食物、海产品等造成散发流行或爆发流行。水源或食物污染可导致爆发流行,如 1988 年上海爆发的甲型肝炎流行,患者多达 30 余万例,是由食用被甲型肝炎病毒污染的未煮熟毛蚶引起。水源污染也曾引起我国新疆地区发生戊型肝炎的爆发流行。

（二）乙型、丙型、丁型肝炎病毒

1.血液或血制品传播

乙、丙、丁型肝炎病毒主要经血液传播，除了输血和血制品可传播外，注射、外科或牙科手术、针刺（文身）、共用剃刀或牙刷及皮肤黏膜的微小损伤等均可造成传播。

2.母-婴传播

乙型肝炎病毒的母婴传播多发生于围生期，即分娩时新生儿经过产道时被感染。

3.性传播

感染者的唾液、乳汁、精液及阴道分泌物等体液中均含有病毒，因此可通过性接触或日常生活密切接触传播。

二、致病特点

1.甲型肝炎病毒

甲型肝炎病毒主要感染儿童，引起急性肝炎，预后良好。

2.乙型肝炎病毒

乙型肝炎病毒感染后的临床表现呈多样性，可表现为无症状携带者、急性肝炎、慢性肝炎及重症肝炎。另外，大量证据表明，乙型肝炎病毒感染与原发性肝癌有密切关系。

3.丙型肝炎病毒

丙型肝炎病毒感染的临床过程轻重不一，可表现为急性肝炎、慢性肝炎或无症状携带者。要强调的是，丙型肝炎病毒的感染极易慢性化，40%～50%的丙肝患者可转变成慢性肝炎。大多数急性感染者临床表现不明显，发现时已呈慢性过程。另外，丙型肝炎病毒与乙型肝炎病毒一样都是肿瘤病毒，也与原发性肝癌的发生有关。

4.丁型肝炎病毒

丁型肝炎病毒是一种缺陷病毒，需要与乙型肝炎病毒同时感染或在乙型肝炎病毒感染的基础上才会发生感染。丁型肝炎病毒感染有联合感染和重叠感染两种类型。联合感染是指从未感染乙型肝炎病毒的正常人同时发生乙、丁型肝炎病毒的感染,临床表现类似单一的乙型肝炎病毒感染。重叠感染是指已受乙型肝炎病毒感染的患者或无症状乙肝表面抗原(HBsAg)携带者又继发丁型肝炎病毒感染。重叠感染可导致原有的乙型肝炎病情加重与恶化,易于发展成重症肝炎。

5.戊型肝炎病毒

戊型肝炎病毒主要感染青壮年,与甲型肝炎病毒一样主要引起急性肝炎。但重症肝炎的发生概率和死亡率高于甲型肝炎病毒所致的急性肝炎,尤其孕妇感染后病情常较重,病死率达 10%～20%。

三、防控措施

(一)控制传染源

急性患者应隔离治疗至病毒消失。慢性患者和携带者可根据病毒复制指标评估传染性大小,符合抗病毒治疗条件的尽可能给予抗病毒治疗。现症感染者不能从事食品加工、饮食服务、托幼保育等工作。义务献血时,应对献血员进行严格筛选,不合格者不得献血。

(二)切断传播途径

切断甲型和戊型肝炎传播途径需要搞好环境卫生和个人卫生,加强粪便、水源管理,做好食品卫生、食具消毒等工作,防止"病从口入"。切断乙、丙、丁型肝炎传播途径需要加强托幼保育单位及其他服务行业的监督管理,严格执行餐具、食具消毒制度。另外,还需要将理发、美容、洗浴等用具患者按规定进行消毒处理,养成良好的个人卫生习惯,接触患者后用肥皂和流动水洗手。提倡使用一次性注射用具,各种医疗器械及用具实行一用一消毒措施,对带血及体液污染物应严格消毒处理。加强血制品管理,每一个献血员和每一个单元血液都要经过最敏感方法检测 HBsAg 和抗乙型肝炎病毒抗体,有条件时应同时检测乙型肝炎病毒 DNA 和丙型肝炎病毒 RNA。

（三）保护易感人群

1.甲型肝炎

目前甲肝疫苗有减毒活疫苗和灭活疫苗两种。减毒活疫苗具有价格低廉的特点,保护期限可达 5 年以上,但其存在稳定性差的弱点。灭活疫苗抗体滴度高,保护期可持续 20 年以上,由于病毒被充分灭活,不存在毒力恢复的危险,可以保障安全性。

2.乙型肝炎

目前使用的乙肝疫苗为第二代基因工程疫苗,具有良好的安全性,含高效价乙肝表面抗体(抗-HBs)的人血清乙肝免疫球蛋白(HBIg)可用于紧急预防。意外暴露者在 7 日内注射 HBIg 0.08 mg/kg,一个月后重复注射一次,可获得免疫保护。HBsAg 阳性母亲的新生儿,应在出生后 24 小时内注射 HBIg 1 mL,然后再全程接种乙肝疫苗,可有效预防新生儿感染。

3.戊型肝炎

2012 年,世界首支戊型肝炎疫苗在我国研制成功,系由基因工程大肠埃希菌中表达的戊型肝炎病毒结构蛋白经纯化、复性并加铝佐剂混合后制成。

目前对丙、丁型肝炎尚缺乏特异性免疫预防措施。

四、疫苗介绍

（一）甲肝疫苗介绍

甲肝疫苗是用于预防甲型肝炎的疫苗,在中国已经成为儿童接种的主要疫苗之一,2008 年 5 月被列入扩大免疫疫苗之一,部分省市已经提供免费甲肝疫苗接种。

市场上的甲肝疫苗主要有甲肝灭活疫苗和减毒活疫苗两大类。由于制备原理的不同,在有效性和安全性上存在差异。相对于减毒活疫苗,灭活疫苗具有更好的稳定性,灭活苗和弱毒苗都是通过侵入人体,引起人体的免疫反应,从而使人体产生免疫记忆,来达到免疫的效果。

1. 分类

甲肝灭活疫苗是世界卫生组织推荐使用的疫苗之一。灭活疫苗即人们在获得病毒以后，对其进行一定的处理，可以使病毒完全丧失活性，从而得到被杀死的病原微生物，进而制成的疫苗。通俗地说，灭活疫苗就是一种被杀死的病毒，将其输入人体，既不会使人染病，又可以使人体产生抗体，抵御病毒入侵。

2. 接种对象

凡是对甲肝病毒易感，年龄在 1 周岁以上的儿童、青少年和成人均应接种。甲肝灭活疫苗适用于儿童、医务工作者、食品行业从业人员、因职业性质接触甲肝病毒者，儿童初免时间为满 1 岁，成人无年龄限制。在发热、急性病、进行性慢性病情况下，应延缓接种。接种疫苗后 3 年可进行加强免疫。

3. 注射次数

减毒活甲肝疫苗只需要接种 1 针，灭活甲肝疫苗需要接种 2 次，中间相隔半年（6 个月）。对于需要接种甲肝疫苗的人来说，选择任何一种都可以抵抗甲肝病毒的侵袭。

注射甲肝疫苗是预防甲肝的最有效的办法。在国内市场使用的预防甲型肝炎的疫苗可分为两种：国产甲型肝炎减毒活疫苗和进口的甲型肝炎纯化灭活疫苗。国产甲肝减毒活疫苗免疫效果好，接种方便，价格也便宜，只需接种 1 次；进口甲肝疫苗是死疫苗，则需接种 2 次，接种完第一针后相隔 6 个月后还需接种第二针。

接种甲肝疫苗后 8 周左右便可产生很高的抗体，获得良好的免疫力。抗体阳性率可达 98%～100%，具有良好的免疫持久性，免疫力一般可持续 5～10 年。5～10 年后补种一针，可以保持对甲肝病毒的免疫能力，获得长期的持续保护。

4. 注意事项

接种甲肝疫苗后机体会产生甲肝抗体，这种抗体可中和甲肝病毒感染的能力，而使机体免于发病，并获得持久的免疫力。在流行期，与甲型肝炎患者接触者要注射甲肝疫苗，最好能到专科医院请医生检查一下，有无注射甲肝疫苗的禁忌证或有无下列不适宜注射的情况：

（1）患病毒性肝炎及急性传染病的恢复期患者。

（2）有发热或有严重的心脏病、肾脏病、活动性结核病、重度高血压患者。

（3）有免疫缺陷和正在应用肾上腺皮质激素等免疫抑制剂者。

（4）孕妇或过敏体质者。

甲肝疫苗属于非血源制品，接种后不会传染甲肝及其他疾病。

在给儿童接种疫苗前，需要注意以下事项：①接种前查看疫苗并把疫苗摇匀，如有安瓿破裂、容量不足、疫苗过期、有摇不散的块状物等现象时，不得使用疫苗。②接种疫苗时应使用配置的自毁形注射器，防止交叉感染。③接种后应注意观察有无局部及全身性反应，在接种时，应准备超敏反应的急救药械。④在学校接种时，应注意采取比较分散的接种方式，以避免发生群体性心因性不良反应，同时严格无菌操作，保证接种安全。

5. 成分

活疫苗系将甲肝病毒减毒株（H2 株）接种人二倍体细胞，经培养、收获病毒而制成。冻干疫苗应为乳白色疏松体，经溶解后为澄明无异物的近无色液体。灭活疫苗是应用灭活甲型肝炎病毒（HM175 病毒株）制备而成的。

6. 不良反应及应对

人体对甲肝疫苗的耐受良好，大多数人接种后没有任何不良反应。少数人可在接种部位发生轻度的红肿或轻微疼痛，上述不良反应一般在 24～72 小时消退，属于正常的甲肝疫苗不良反应。极少数人可出现乏力、发热、厌食、腹泻、恶心、呕吐、过敏性皮疹等症状，这些甲肝疫苗不良反应通常也是短暂的，大多在 24 小时内可自行缓解。

一般说来，发生轻度的不良反应，不必进行特殊处理，均可自愈；局部反应较重时，可在 72 小时以后局部热敷，每日数次，每次 10～15 分钟。对较重的甲肝疫苗不良反应，必要时可采取对症治疗。初次进行预防接种者,注射后应现场留观半小时,防止发生速发性过敏反应,回家后 72 小时之内如有异常反应或迟发性过敏反应,应尽快到医院诊治,以免贻误抢救时机。

(二)重组(酵母)乙型肝炎疫苗

1. 成分与性状

(1)主要成分

①剂量:1.0 mL 含有吸附的 $20~\mu g$ 重组乙肝病毒表面抗原(S 蛋白)。

②辅料:氢氧化铝、聚山梨醇脂-20、氯化钠、磷酸二氢钠、磷酸氢二钠、注射用水。

(2)性状

重组(酵母)乙型肝炎疫苗装于玻璃小瓶或预充注射器内,为注射用悬液。小瓶和预充注射器由 Ⅰ 型中性玻璃制成,符合欧洲药典规定。贮存状态下的内容物呈现细微白色沉淀和无色透明上清液,振摇后疫苗稍呈混浊状。

2. 接种对象

重组(酵母)乙型肝炎疫苗适用于乙型肝炎病毒的易感者。

3. 作用与用途

用重组(酵母)乙型肝炎疫苗进行预防乙型肝炎的主动免疫,以预防乙肝病毒感染引起的乙型肝炎。

4. 免疫程序

该乙肝疫苗用于 15 岁以上青少年和成人接种,为达到最佳免疫效果,需连续进行 3 次肌内注射。

推荐几种初免程序:

(1)加速程序,即 0、1、2 月免疫程序

该程序可快速诱导保护性抗体的产生,在 12 个月时应注射第 4 针加强免疫。

(2)第 2 针与第 3 针间隔较长的程序,即 0、1、6 月免疫程序

该程序提供保护所需的时间较长,但可诱导较高滴度的抗-HBs

抗体产业。

（3）0、7、21 天快速程序

在某些特殊情况下成人需要更快地产生保护性抗体，例如到高流行区旅行者，在出发前 1 个月内开始接种本品，可以使用 0、7、21 天3 剂肌内注射程序。当应用这一程序时，推荐在首剂接种后 12 个月进行第 4 剂量加强免疫（见血清阳转率的药效学特征）。

（4）加强剂量

虽然接受全部初免程序的健康个体是否需要加强剂量尚未明确，但是应该注意到当前一些官方免疫程序推荐接种加强剂量。

（5）对已接触或假定接触 HBV 人员的推荐剂量

当可能感染 HBV 时（如被污染的针头刺伤），首剂重组（酵母）乙型肝炎疫苗和乙肝免疫球蛋白（HBIg）可以同时注射，但必须在不同部位分开注射，建议使用快速免疫程序。对于某些类型的个体或 HBV 易感者（如血液透析或其他免疫抑制患者），为达到免疫效果应确保其体内抗-HBs 抗体水平大于等于 10 IU/L。

（6）对慢性血液透析患者的推荐剂量

对慢性血液透析患者的初免程序为 4 剂量，每次接种剂量为 40 μg，于首剂接种后的 1 个月、2 个月和 6 个月分别接种。应适当调整免疫程序以确保抗-HBs 抗体滴度超过 10 IU/L。

5. 接种方法

重组（酵母）乙型肝炎疫苗应于肌内注射，成人和儿童接种于上臂三角肌，新生儿、婴儿和年龄较小儿童接种于大腿前外侧。特殊情况下，血小板减少症和出血性疾病患者可皮下注射。

6. 不良反应

（1）常见反应

常见不良反应为注射部位短暂的疼痛、发红、肿胀。

（2）罕见反应

罕见不良反应包括：

①全身疲乏、发热、不适、流感样症状。

②中枢和外周神经系统:头昏、头痛、感觉异常。

③胃肠系统:恶心、呕吐、腹泻、腹痛。

④肝胆系统:肝功能试验异常。

⑤肌肉骨骼系统:关节痛、肌痛。

⑥皮肤及附属器官:皮疹、瘙痒、荨麻疹。

（3）非常罕见反应

非常罕见不良反应包括:

①全身反应:过敏、血清病。

②心血管:昏厥、低血压。

③中枢和外周神经系统:瘫痪、神经病、神经炎（包括格林-巴利综合征、视神经炎和多发性硬化症）、脑炎、脑病、脑膜炎、惊厥。

④血液学紊乱:血小板减少症。

⑤肌肉骨骼系统:关节炎。

⑥呼吸系统:支气管痉挛样症状。

⑦皮肤及附属器官:血管性水肿、多形性红斑。

⑧周围血管:血管炎。

⑨白细胞和网状内皮系统:淋巴结病。

7. 禁忌证

已知对疫苗任何成分超敏感者及以往接种重组（酵母）乙型肝炎疫苗后出现超敏症状者不能接种本品。

同其他疫苗一样,急性严重发热性疾病患者应推迟接种时间,但是轻微感染不是接种的禁忌证。

8. 注意事项

（1）由于乙型肝炎的潜伏期长,在免疫时可能已有未被识别的乙型肝炎病毒感染存在,在这种情况下疫苗可能不能预防乙肝感染。

（2）本疫苗不能预防甲型、丙型、戊型肝炎病毒及其他已知感染肝脏的病原体导致的感染。

（3）乙型肝炎疫苗的免疫应答与几个因素有关,包括高龄、男性、肥胖、吸烟习惯和接种途径。

（4）对于接种乙肝疫苗应答较差者（例如超过 40 岁等）可能需要额外剂量。

（5）重组（酵母）乙型肝炎疫苗不应臀部注射或皮内注射，因为可能导致免疫应答较低。

（6）重组（酵母）乙型肝炎疫苗在任何情况下不得静脉注射。

（7）慢性肝病患者或 HIV 感染者或丙肝病毒携带者不能被排除在乙肝免疫范围之外，因为这些患者感染乙肝病毒的后果严重，故推荐接种乙肝疫苗，但应在医生的指导下具体分析个例，然后再进行乙肝疫苗接种。对于 HIV 感染者、血液透析患者和免疫系统受损患者，初免后可能达不到足够的抗-HBs 抗体滴度，因此这些患者需要接种额外剂量疫苗。

（8）硫柳汞（一种有机汞成分）在疫苗生产过程中被使用并在终产品中被有残留，因此有可能引起过敏反应。

（9）像其他注射用疫苗一样，为预防接种后发生罕见过敏反应，应有适当医疗和监护措施。

（10）注射前应用肉眼观察疫苗是否有异常和或物理性状改变，如性状发生改变应予以废弃。

（11）疫苗开启后应立即使用。

9.孕妇及哺乳期妇女接种

（1）妊娠

尚无研究资料评价乙肝表面抗原对胎儿发育的影响。

尽管灭活病毒疫苗不会对胎儿造成损伤，但是在对孕妇进行接种前，仍需要权衡接种疫苗后的风险和利益，当确定利益大于风险并确实需要接种时，才能将重组（酵母）乙型肝炎疫苗用于孕妇。

（2）哺乳

哺乳期女性接种乙型肝炎疫苗后对婴儿的影响尚无临床评估，因此没有关于经乳汁分泌的相关资料。

10.药物相互作用

重组（酵母）乙型肝炎疫苗和标准剂量的乙肝免疫球蛋白在不

同注射部位同时接种不会导致乙肝表面抗体滴度降低。

重组（酵母）乙型肝炎疫苗可与流感嗜血杆菌、卡介苗、甲肝、脊灰、麻疹、腮腺炎、风疹、白喉、破伤风和百日咳疫苗同时接种。

不同注射型疫苗应在不同部位接种。

重组（酵母）乙型肝炎疫苗不能与其他疫苗混合后接种。

（三）乙型肝炎免疫球蛋白（HBIg）

乙肝免疫球蛋白是一种浓缩的预防乙肝病毒入侵复制的被动免疫制剂。让人体被动地接受这种高效价的外源性抗体，可使机体迅速获得被动保护免疫力，能短期内迅速起效，中和并清除血清中游离的乙肝病毒，避免乙肝病毒定位感染。

1. 生产

乙肝免疫球蛋白是从健康献血员中筛选出来的，其血浆含有滴度较高的乙肝表面抗体（抗-HBs），经过生物浓缩工艺制成的高效价乙肝免疫球蛋白。我国生产的为每毫升含抗-HBs 100 U以上的注射剂，这种含量的制剂完全可以中和入侵人体的乙肝病毒并将其清除，从而使机体迅速获得被动保护免疫，使新生儿或易感者免受感染。

2. 适合人群

以下人群需要及时注射乙肝免疫球蛋白：

（1）乙型肝炎表面抗原阳性以及乙肝表面抗原和乙肝E抗原双阳性的母亲和其所生婴儿。

（2）意外感染乙肝病毒的人群。

（3）与乙型肝炎患者或乙肝表面抗原携带者密切接触者。

（4）免疫功能低下者。

3. 使用方法

（1）乙肝表面抗原阳性母亲的使用：从产前3个月起，每月注射一针乙型肝炎免疫球蛋白，每次剂量200～400 IU。

（2）乙肝表面抗原阳性孕妇所生婴儿的使用：出生后24小时内注射乙型肝炎免疫球蛋白，剂量为100～200 IU，并可同时注射乙型肝炎疫苗或按医生推荐的方案使用。

（3）意外接触乙肝患者血液、体液者，如针头刺伤、破损伤口接触等，均可首先每千克体重注射 0.06 mL 的乙肝免疫球蛋白，以获得被动免疫保护作用，然后再以 0、1、6 方案注射乙肝疫苗以获得较长远的主动免疫保护作用。

（4）器官移植、吸毒、性乱及应用免疫抑制剂的人群。由于其免疫功能下降，注射乙肝疫苗后的免疫应答明显低于正常人，因此主张对他们的剂量应加大，可应用正常人 4 倍的剂量。但应注意以应用血源疫苗效果较好，因为基因重组疫苗的免疫应答要低于前者。

4. 注意事项

（1）阻断母婴传播

母亲是乙肝表面抗原和乙肝 E 抗原双阳性的新生儿，必须在出生后 48 小时之内（越早越好）肌内注射一支乙肝免疫球蛋白，3～4周后再注射一支，然后联合应用乙肝疫苗，对婴儿的保护率可达70%～90%。

（2）预防特殊情况下的乙肝病毒感染

乙肝易感者在某种场合意外地遇到乙肝病毒感染的危险时，可以单独使用乙肝免疫球蛋白。例如医生、护士和检验人员等在给乙肝表面抗原携带者做治疗、护理或取血检验过程中，不慎手指被针尖刺破，或被手术刀割伤，患者带有乙肝病毒的血液就可以通过皮肤创伤进入上述人员的体内。在这种情况下，应立即（12 小时之内）给受感染人员注射乙肝免疫球蛋白（根据个人自身体重而定，20 kg/支），1 个月后再重复注射一次，可起到预防感染的效果。

（3）用量

乙肝免疫球蛋白的剂量为 2 mL/支，每支 200 IU，成人每次使用量为 1 支，上述提到的婴儿每次使用半支，也就是 100 IU。

（4）储存

乙肝免疫球蛋白正常为冷藏储存方式，制剂由医生开出之后，在常温下（25 ℃）不宜保存超过 30 分钟，应尽快注射，以免影响制剂活性。

5.不良反应

(1)乙肝免疫球蛋白可能导致乙肝病毒变异,产生乙肝病毒免疫逃逸株,给治疗和预防带来困难。此外,如果该免疫逃逸株在人群中传播,现行的乙肝疫苗将无法预防,这是十分危险的。

(2)引起婴幼儿接种疫苗失败,引起母肾的功能负担。

(3)在肝移植患者中,静脉滴注乙肝免疫球蛋白有可能会发生恶心、皮疹、风疹、红斑、关节痛、注射局部疼痛、过敏,用抗组胺类药物和普通止痛药配合使用能有效控制以上症状。

(4)接受高剂量静脉滴注乙肝免疫球蛋白的患者,血浆汞浓度升高会出现偏执、说话困难、双手震颤等症状,此外还应该警惕汞中毒。

(5)乙肝患者注射乙肝免疫球蛋白,有可能在其体内形成乙肝病毒抗原-抗体免疫复合物。这种免疫复合物有可能晨起在乙肝病毒感染者体内的重要脏器中,引起免疫反应,导致乙肝并发症。

6.作用

(1)清除游离 HBV,阻断母婴传播

乙肝表面抗原阳性的孕妇,从怀孕 28 周开始,每月注射一针乙肝免疫球蛋白,以阻断乙肝病毒的宫内传播。如果母亲是乙肝表面抗原和乙肝 E 抗原双阳性的新生儿,国内达成的共识是新生儿出生后需及时注射乙肝高效免疫球蛋白,同时接种乙肝疫苗,可有效阻断乙肝的母婴传播,提高婴儿的免疫力,所以乙肝免疫球蛋白对乙肝孕妇产后的新生儿有很好的保护和预防效果。

(2)清除游离 HBV,预防和防止感染的进一步扩散

乙肝免疫球蛋白可用于预防具有感染乙肝病毒危险的乙肝易感者,临床主要用于预防医务人员以及接触乙肝病毒感染者前血清表面抗原滴度小于 10 IU/L 的人群,例如医生、护士和检验人员等。在工作时皮肤破损不慎接触带有乙肝病毒的血液,可能使乙肝病毒通过皮肤创伤进入体内。这种情况下补救措施为立即(12小时之内)给受感染人员注射乙肝免疫球蛋白 1 支,1 个月后再重

复注射 1 次,可起到预防和防止感染进一步扩散的作用。另外,其他任何意外接触乙肝病毒的人群或无乙肝保护性抗体、已接种疫苗但尚未产生抗体、保护性抗体不足的乙肝易感人群,在暴露前可采用注射乙肝免疫球蛋白进行预防。

乙肝免疫球蛋白应储存于 2~10 ℃的条件下,严禁冻结,久存可能出现低量沉淀,但一经摇匀立即消散。若有摇不散的沉淀、异物或安瓿有裂纹等,均不可使用。

(3)其他作用

普通免疫球蛋白就是人血丙种球蛋白,是由正常人血中提取的。因我国正常成人血中大都含有甲肝抗体(抗 HAV-IgG),故用丙种球蛋白预防甲型肝炎有一定保护作用。对与甲型肝炎密切接触的易感者,注射免疫球蛋白,可获得被动免疫的保护作用。应用剂量为每千克体重 0.1~0.5 mL,肌内注射,注射时间以距离接触感染的时间越早越好,最迟不晚于接触后 2 周。接种后被动免疫力可保持 3~6 个月,故丙种球蛋白仅为短期应急性预防,根本性的预防措施还需要依靠接种甲肝疫苗。丙种球蛋白为非特异性,除甲肝外也可用于预防麻疹、脊髓灰质炎及白喉等病,有较好效果。

(四)戊肝疫苗介绍

中国科学家在厦门大学的国家传染病诊断试剂与疫苗工程技术研究中心研制出戊肝疫苗。疫苗在获得国家食品药品监督管理局(SFDA)的批准前在医学杂志《柳叶刀》上发表了三期临床试验的结果,试验显示在防止感染方面疫苗是 100% 有效的。

1. 成分和性状

本品系由基因工程大肠埃希菌中表达的戊型肝炎病毒结构蛋白经纯化、复性并加铝佐剂混合后制成。本品为白色混悬液体,可因沉淀而分层,易摇散。

辅料为氯化钠、磷酸氢二钠、磷酸二氢钾、氯化钾、氢氧化铝、硫柳汞、注射用水。

2.接种对象

本品适用于 16 岁及以上易感人群。推荐用于戊型肝炎病毒感染的重点高风险人群,如畜牧养殖者、餐饮业人员、学生或部队官兵、育龄期妇女、疫区旅行者等。

3.作用与用途

接种本品后,可刺激机体产生抗戊型肝炎病毒的免疫力,用于预防戊型肝炎。

4.规格

每支 0.5 mL。每 1 人次用剂量为 0.5 mL,含纯化重组戊型肝炎病毒抗原 30 μg。

小贴士

(1)饮食宜清淡

乙肝患者应该多进食新鲜蔬菜,如菠菜、黄瓜、西红柿等,多吃水果,如苹果、梨、香蕉、葡萄、柑橘等。

(2)多吃些富含优质蛋白质的食物

蛋白质是维持人类生命活动最重要的营养素之一,乙肝患者病情好转后就应该逐步增加蛋白质的摄入,并选用优质蛋白质和营养价值较高的食物,以增强肝细胞的再生和修复。富含蛋白质的食物有牛奶、鸡蛋、鱼、瘦肉、豆制品等。

(3)摄入适量微量元素

乙肝患者体内往往缺乏锌、锰等微量元素和钙、磷、铁等矿物质,因此患者宜补充含微量元素和矿物质的食物,如海藻、牡蛎、香菇、芝麻、大枣、枸杞子等。

(4)科学饮茶

茶叶中含有咖啡因、茶碱、单宁酸、鞣酸、蛋白质、维生素、微量元素等成分,具有清热降火,消食利尿的作用。乙肝患者饮茶有益于身心健康,但应注意要适量,茶水不宜太浓,不要在睡前或者空腹时饮茶,饭前 1 小时宜暂停饮茶,以免冲淡胃酸。

（5）科学喝牛奶

牛奶的营养价值很高，新鲜牛奶中含有丰富的蛋白质，钙、镁等元素，以及维生素B和维生素C等衍生素。营养专家建议患者每天喝两杯牛奶，但是要注意的是，不宜大量或者大口饮用，不宜空腹饮用，老年乙肝患者不宜常饮牛奶。

（6）合理应用中药和补药

（7）忌加工食品

加工食品很多都含有防腐剂，必须经过肝脏解毒，从而增加了肝脏负担。

（8）忌高糖食物

由于肝炎患者的糖代谢会发生紊乱，因此高糖饮食会使血糖升高，多余的糖会转变成脂肪而储存在肝脏，形成脂肪肝。

（9）忌辛辣食品

辛辣食品不仅会增加肝脏负担，还会加重肝脏损害，尤其在乙肝活动期，轻者会延缓病情恢复，重者有可能引起肝坏死。

（10）忌油炸或者油煎的食物

此类食物不易消化，容易引起吸收不良性脂肪肝，反复煎炸的食物油中有致癌物质，乙肝患者尤其不应多食。

（仇岩）

第二十四章 流行性乙型脑炎病毒的传播与防控

　　流行性乙型脑炎病毒简称"乙脑病毒"，是一种虫媒病毒，经蚊子叮咬传播。流行性乙型脑炎（简称"乙脑"）是我国和亚洲地区的一种严重的急性传染病，患者多为儿童和年长者，病毒主要侵犯中枢神经系统，严重者病死率高，幸存者常留下神经系统后遗症。乙脑病毒抗原性稳定，只有1个血清型，所以疫苗保护效果好。

一、传染源和传播途径

1. 传染源

　　乙脑病毒的主要传染源是携带病毒的猪、牛、羊、马、驴、鸡、鸭、鹅等家畜、家禽和各种鸟类。动物感染后没有明显的症状及体征，但出现病毒血症，成为传染源。在我国，猪是最重要的传染源和中间宿主，特别是幼猪，由于缺乏免疫力，具有较高感染率和高滴度的病毒血症。养殖者和周围人群可因高频率接触病毒而感染，人感染病毒后仅发生短暂的病毒血症，且血中病毒滴度不高，因此患者不是主要的传染源。

2. 传播途径

　　乙脑病毒的主要传播媒介是三带喙库蚊。蚊子吸血后，病毒先在中肠上皮细胞中增殖，然后经血腔进入唾液腺，通过叮咬猪、牛、羊、马等家畜或鸡、鸭、鹅等家禽这些易感动物而传播。病毒通过蚊子在动物-蚊-动物中形成自然循环,其间带毒蚊子叮咬人类,则可引起人类感染。

人类对乙脑病毒普遍易感,但多表现为隐性感染,显性感染与隐性感染的比例约为 1:300。由于成人可因隐性感染获得免疫力,因此以 10 岁以下儿童发病者居多,尤以 2～9 岁年龄组发病率较高。近年来由于在儿童中普遍接种疫苗,故成年人和老年人的发病率相对增高。

二、防控措施

预防乙型脑炎的关键措施包括疫苗接种、防蚊灭蚊和动物宿主管理。乙脑疫苗有灭活疫苗和减毒活疫苗两大类。国际上普遍使用的乙脑疫苗是鼠脑纯化灭活疫苗。我国自 1968 年以来使用地鼠肾细胞培养的灭活疫苗对儿童进行计划免疫,获得了显著效果,有效地控制了乙脑的流行。1988 年我国研制成功的乙脑减毒活疫苗,具有良好的安全性和免疫保护效果,目前已成为我国预防乙脑的主要疫苗,也是唯一用于人类的乙脑减毒活疫苗。猪是乙脑病毒的主要传染源和中间宿主,因此通过做好猪的管理工作或对猪群进行免疫预防可以降低人群的发病率。

三、乙脑疫苗介绍

用乙脑疫苗预防乙脑可收到明显的效果。1960 年我国开始使用地鼠肾细胞组织培养灭活疫苗,一直沿用至今。20 世纪 80 年代后期,我国又研制成功并推广使用乙脑减毒活疫苗。90 年代末研究人员对乙脑减毒活疫苗的生产工艺进行改进,并纯化了乙脑减毒活疫苗,减少了疫苗接种的不良反应。

(一)灭活疫苗

灭活疫苗是用乙脑病毒接种于地鼠肾细胞,培育后至一定浓度收获病毒液,经甲醛灭活而制成的疫苗,用于预防乙脑。

1.接种对象

(1)乙脑流行地区 6 月龄～6 周岁儿童。

(2)由非疫区进入疫区的儿童、成人或旅游者。

2.使用方法

接种于上臂外侧三角肌附着处,皮下注射,初免针次间隔 7～10 日。

3.免疫效果

地鼠肾组织培养灭活疫苗经 2 针基础免疫后中和抗体阳转率在 60%～85%。次年加强注射后中和抗体滴度上升明显,阳转率可达到 90% 以上,且可维持相当长的一段时间。经大量人群调查,流行病学效果显示其保护率一般在 80% 左右。

4.接种反应及禁忌证

(1)接种反应

大多数人接种无反应,仅个别儿童注射后,局部出现红肿、疼痛,1～2 天内消退。少数人有发热(一般均在 38 ℃以下)、头晕、头痛、不适等自觉症状。偶有皮疹,血管性水肿和过敏性休克发生率随接种次数增多而增加。接种反应一般发生在注射后 10～30 分钟,很少有超过 24 小时者。此类接种反应多见于反复加强注射的对象,尤以 7 岁以上儿童加强注射较为多见。

(2)禁忌证

①患者发热及急性疾病者,不宜接种。

②患者严重慢性病者,不宜接种。

③患者脑及神经系统疾病者,不宜接种。

④患者过敏性疾病,既往对抗生素、疫苗有过敏史者,不宜接种。

5.注意事项

(1)疫苗混浊、变色(变黄)、安瓿有裂纹、有异物者均不可使用。

(2)为减少注射时疼痛,在疫苗中加入适量亚硫酸氢钠,疫苗由橘红色变为黄色,即可注射。

(3)疫苗注射后在现场休息片刻,以防发生不良反应。

(4)应备有 1∶1000 肾上腺素,以供偶发休克时急救用。

(5)我国大部分地区为乙脑流行区,人群隐性感染率很高。10岁以上人群已普遍因隐性感染而获得免疫力,故无必要再接种疫苗。

(二)减毒活疫苗

减毒活疫苗是将乙脑病毒经人工减毒使之失去致病性但仍保留免疫原性的 SA14-14-2 株,接种于原代地鼠肾细胞,经培育繁殖后收获病毒,加入保护剂冻干制成。

1.接种对象

乙脑流行区 1 周岁以上健康儿童。

2.使用方法

(1)每安瓿内加入疫苗中附带的稀释液(灭菌磷酸盐缓冲生理盐水)2.5 mL 时,待完全溶解后使用。

(2)初免儿童于上臂外侧三角肌附着处皮肤用 75% 乙醇消毒,待干后皮下注射 0.5 mL。

(3)2 岁、7 岁加强免疫时各注射 1 针 0.5 mL,以后可不再免疫。

3.免疫效果

本疫苗经 1 针注射后中和抗体阳转率达 80% 以上,次年加强1 针,阳转率可达 90% 以上。

4.接种反应及禁忌证

(1)接种反应注射后一般无反应,少数人局部红肿,偶有发热和过敏性皮疹。

(2)禁忌证

①患有发热者,不宜接种。

②患有急性传染病者,不宜接种。

③患有中耳炎者,不宜接种。

④患有心、肾及肝脏等疾病者,不宜接种。

⑤患有活动性结核病者,不宜接种。

⑥患有有过敏史或抽风史者,不宜接种。

⑦患有已知有免疫系统缺陷,近期或正在进行免疫抑制治疗者,不宜接种。

5.注意事项

(1)启开安瓿和注射时切勿使消毒剂接触疫苗。

(2)本疫苗溶解后如有摇不散的凝块或安瓿有裂纹,则不可使用。

(3)疫苗溶解前变色(变红),不可使用。

(4)疫苗溶解后应在1小时内用完,用不完者应废弃。

(5)1岁以内儿童慎用。

(仇岩)

第二十五章 汉坦病毒的传播与防控

汉坦病毒属于出血热病毒,在临床上主要引起两种急性传染病:一种是以发热、出血、急性肾功能损害和免疫功能紊乱为主要特征的肾综合征出血热;另一种是以肺浸润及肺间质水肿,迅速发展为呼吸窘迫、呼吸衰竭为特征的汉坦病毒肺综合征。我国是世界上肾综合征出血热疫情最严重的国家,其流行范围广,发病人数多,病死率较高。迄今为止,我国尚未见汉坦病毒肺综合征的病例报道。

一、传染源和传播途径

肾综合征出血热是一种自然疫源性疾病,其主要宿主和传染源均为啮齿类动物。在我国,汉坦病毒的主要宿主动物和传染源是黑线姬鼠和褐家鼠。肾综合征出血热的传播途径尚未完全确定,目前认为可能的途径有3类5种,即动物源性传播(包括通过呼吸道、消化道和伤口途径)、垂直传播和虫媒(螨)传播。其中动物源性传播是主要的传播途径,即携带病毒的动物通过唾液、尿液、粪便等排出病毒污染环境,人或动物通过呼吸道、消化道摄入或直接接触感染动物受到传染。感染病毒的孕妇有可能经胎盘将病毒传给胎儿。

二、防控措施

非特异性预防措施包括灭鼠防鼠、灭虫、消毒和个人防护措施。特异性预防主要是使用细胞培养灭活双价疫苗。人体接种疫苗后可刺激产生特异性抗体,对预防肾综合征出血热有较好效果。

三、Ⅱ型肾综合征出血热灭活疫苗介绍

Ⅱ型肾综合征出血热灭活疫苗的适应证为用于预防Ⅱ型肾综合征出血热。

本品系用Ⅱ型肾综合征出血热（简称Ⅱ型出血热）病毒接种原代地鼠肾细胞，经培养，收获病毒液，灭活病毒，加入氢氧化铝佐剂制成。

1.接种对象

接种对象为肾综合征出血热疫区的居民及进入该区的人员，主要为16～60岁的高危人群。

2.作用与用途

接种本疫苗后，可刺激机体产生抗Ⅱ型肾综合征出血热病毒的免疫力，用于预防Ⅱ型肾综合征出血热。

3.免疫程序和剂量

(1)于上臂外侧三角肌肌内注射。

(2)基础免疫3针，于第0天、第14天、第28天各注射1次。基础免疫后1年应加强免疫1针，每次1.0 mL。

4.不良反应

注射后个别有发热、头晕、皮疹等症状，应注意观察，必要时给予适当治疗。因疫苗含有吸附剂，少数人在注射后局部可出现硬结、轻度肿胀和疼痛，一般在1～3天自行消退。

5.禁忌证

(1)患有发热、急性疾病、严重慢性疾病、神经系统疾病者，不宜接种。

(2)患过敏性疾病、对抗生素和生物制品有过敏史者，不宜接种。

(3)哺乳期、妊娠期妇女，不宜接种。

6.注意事项

(1)注射前应充分摇匀疫苗。

(2)疫苗浑浊、变色、有异物及摇不散的块状物或疫苗瓶有裂纹时,均不得使用。

(3)应备有肾上腺素等药物,以备偶有发生严重过敏反应时急救用。接受注射者在注射后应在现场休息片刻。

(4)严禁冻结疫苗。

(仇岩)

第二十六章　人类免疫缺陷病毒 ——艾滋病病毒的传播与防控

　　人类免疫缺陷病毒（HIV）是获得性免疫缺陷综合征（AIDS）即艾滋病的病原体。HIV 分两型：HIV-1 和 HIV-2。其中，HIV-1 在全球流行，HIV-2 主要在西非和西欧局部流行。自 1983 年分离出 HIV-1 以来，艾滋病迅速蔓延，全球已有数千万人感染。病毒感染后损伤机体免疫系统，最终并发各种致死性的机会性感染和恶性肿瘤。目前艾滋病已成为全球最重要的公共卫生问题之一。

一、传染源和传播途径

　　1. 传染源

　　艾滋病的传染源是 HIV 感染者和艾滋病人。HIV 感染者是指血中 HIV 抗体或抗原阳性而无临床症状的病毒携带者，是重要的传染源。要重视血清病毒阳性而抗体阴性的窗口期感染者，窗口期通常为 6～12 周。

　　2. 传播途径

　　HIV 主要存在于血液、精液、阴道分泌物、乳汁等体液中，主要的传播途径有：

　　（1）血液传播

　　接受含有 HIV 的血液或血制品、骨髓或器官移植，使用被污染的注射器、针头、手术器械等，均会发生 HIV 感染。

（2）性接触传播

性活跃人群（包括异性恋和同性恋者）是高危人群。患有其他性传播疾病能增加 HIV 感染的危险，因为梅毒、淋病、生殖器疱疹等所引起的炎症溃疡可破坏生殖器黏膜屏障，使 HIV 更易侵入。另外，精液中 HIV 含量远高于阴道分泌物，男传女的概率是女传男的 $2\sim3$ 倍。

（3）垂直传播（母婴传播）

感染 HIV 的孕妇可经胎盘将病毒传给胎儿，也可经产道及产后血性分泌物、哺乳等传给胎儿。如不采取干预措施，母婴传播的概率为 $15\%\sim45\%$，HIV 感染的母亲接受抗逆转录病毒治疗可显著降低母婴间的传播。

3.易感人群

人群普遍易感。高危人群为男性同性恋、静脉药物依赖者、性乱者、血友病患者、多次接受输血或血制品者。

二、防控措施

对艾滋病的防控措施包括：①加强艾滋病防治知识宣传教育；②洁身自好，提倡安全性生活；③对献血、献器官、献精液者必须作 HIV 抗体检测；④不共用注射器、注射针、牙刷和剃须刀等；⑤对 HIV 感染的孕妇可采用产科干预（如终止妊娠、择期剖宫产等措施）加抗病毒药物干预以及人工喂养措施。

小贴士

（一）主动预防，主动筛查

艾滋病没有疫苗，无法治愈，但这并不代表面对艾滋病，人们就束手无策。早发现、早诊断，加上科学规范的抗病毒治疗已经被证明是控制艾滋病病情发展的有效途径。

（二）早诊断＋药有效＋遵医嘱

及时就医加规律服药可让艾滋病患者也能享常人寿命。

（仇岩）

第二十七章　狂犬病病毒的传播与防控

狂犬病病毒是一种嗜神经性病毒,可引起犬、猫和多种野生动物的自然感染,并可通过动物咬伤或密切接触等形式在动物间或动物人类间传播而引起狂犬病。狂犬病又称"恐水症",临床表现为特有的恐水、怕风、恐惧不安、咽肌痉挛、进行性瘫痪等,一旦发病,病死率接近100％。

一、传播途径

人对狂犬病病毒普遍易感,主要通过被患病动物咬伤、抓伤或密切接触而感染。黏膜也是病毒的重要侵入门户,如患病动物的唾液污染眼结合膜等也可引起发病。人被咬伤后的发病率为30％～60％。潜伏期通常为3～8周,短者10天,长者可达数月或数年。咬伤部位距头部愈近、伤口愈深、伤者年龄愈小,则潜伏期越短。此外,入侵病毒的数量、毒力以及宿主的免疫力等因素也与狂犬病的发生有关。

二、防控措施

（一）管理传染源

应对家庭饲养动物进行免疫接种。管理流浪动物,对可疑因狂犬病死亡的动物,应取其脑组织进行检查,并将其焚毁或深埋,切不可剥皮或食用。

（二）正确处理伤口

被动物咬伤或抓伤后,应立即用20％的肥皂水反复冲洗伤口,伤口较深者需用导管伸入,以肥皂水持续灌注清洗,力求去除狗涎,挤出污血。一般不缝合、不包扎伤口,必要时使用抗菌药物,伤口深时还要使用破伤风抗毒素。

(三)接种狂犬病疫苗

预防接种对防止发病有肯定价值,包括主动免疫和被动免疫。人一旦被咬伤,疫苗注射至关重要,严重者还需注射狂犬病血清。

1. 主动免疫

①暴露后免疫接种:一般被咬伤者 0 天(第 1 天,当天)、3 天(第 4 天,以下类推)、7 天、14 天、28 天各注射狂犬病疫苗 1 针,共 5 针(成人和儿童剂量相同);严重咬伤者[头面、颈、手指、多部位(3 处及以上)咬伤者或被咬伤、舔舐黏膜者],除按上述方法注射狂犬病疫苗外,应于 0 天、3 天注射加倍量。

②暴露前预防接种:对未咬伤的健康者预防接种狂犬病疫苗,可按 0、7、28 天注射 3 针,一年后加强一次,然后每隔 1~3 年再加强一次。

2. 被动免疫

创伤深广、严重或发生在头、面、颈、手等处,同时咬人动物确有患狂犬病的可能性,则应立即注射狂犬病血清。该血清含有高效价抗狂犬病免疫球蛋白,可直接中和狂犬病病毒,应及早应用,伤后即用,伤后一周再用几乎无效。

三、被误读和夸大的狂犬病

国内长期对狂犬病夸大的宣传导致不必要的疫苗注射和民众恐慌,这并不利于消除狂犬病。出现从"狂犬病"到"恐犬病"这一怪象之后,我们应考虑到对动物进行免疫才是根除狂犬病的最佳途径。根据泰国、巴西等国的经验,只要能达到 70% 的免疫率,就能阻止狂犬病的传播。造成对狂犬病的误读和夸大的原因主要有以下几点:

1. 媒体对"健康犬带狂犬病毒"的误读

造成大众对狂犬病恐慌的原因之一是媒体连篇累牍的"健康狗

带狂犬病毒"的宣传。1992年,广东省卫生防疫站报告,对该省8个县、市的市场屠宰的1 258只食用狗的脑标本进行检查,狂犬病毒抗原的平均阳性率为17.7%,最低的地方为10.8%,最高竟达30%。许多报刊上经常引用的健康狗的"带毒率"为17.7%,来源就在这里。后来其他省市的防疫站相继进行一些调查,都宣称"健康犬带毒率"很高,多数报道的家犬带毒率为8%~15%,其中大部分为"健康"带毒。如山东省(邵县)健康犬带毒率为15.3%和22.2%,吉林为15.8%,河北衡水市为23.7%。上海市疾病预防控制中心的一篇文章中说,上海的"受检犬中有40%为无症状的狂犬病毒携带者"。

2. 国内外疫苗公司的利益驱动

统计显示,中国每年被狗咬伤而注射狂犬病毒疫苗的数量达到了1 200万~1 500万支,按每支疫苗200元计算,总计达到20亿~30亿元,中国已经成为全世界狂犬疫苗消费的最大市场。在这一环境下,国内外数十家疫苗公司抢夺市场的竞争很激烈,一些疫苗公司故意夸大狂犬病在人体内的潜伏期。

3. 健康犬携毒被夸大

据一篇摘自《健康报》中国疾病预防控制中心在我国湖南、江西、广东、广西和贵州等狂犬病高发地区的流行病学调查,"外观健康犬的脑内带毒率约为15%,对人群健康造成很大威胁"。北京疾病控制中心一位主管医生在《健康报》上回答3位对狂犬病焦虑的读者说:人被健康的犬咬伤后,也可发生狂犬病是肯定的。在央视新闻频道的一个专题节目中,主持人也引用一个据说是官方的数字,"健康狗有2%~6%带狂犬病毒"。

媒体的推波助澜,使"健康犬携毒"这一说法进一步被夸大。

由于"健康犬能携带并传播狂犬病毒"的认识普遍存在,不少被犬所伤者长期处在极度恐惧中。支持健康犬带毒的,也仅是国内的部分不明真相的医生。这些医生对于被狗咬患者的答复通常是:健康的狗也可以带病毒,而狂犬病的潜伏期很长,可达10~20年,甚至30年,所以也可能发病。因此,要接种狂犬疫苗,最好还要测定血清的狂犬病毒的抗体水平,了解疫苗接种是否有效。这种回答是造成大众对狂犬病无端恐慌的主要原因。

然而,英美疾控中心证明:健康犬传播病毒非常罕见。美国疾病控制中心(CDC)狂犬病科主任鲁普雷希特博士曾在从尼日利亚疫区的外观健康狗中分离到狂犬病毒,但他认为:"在狗狂犬病高发的地方性疫区,理论上可能有'带毒状态'的狗存在。虽然狗的健康带毒在学术上有异议,但与狂犬病的持续存在、预防和控制几乎没有什么关系。"中国 CDC 传染病预防控制所与美国 CDC、贵州省CDC、美国佐治亚大学等单位联合研究得出的结论,否定了"健康犬能传播狂犬病毒"之说。

4. 潜伏周期被夸大

世界卫生组织(WHO)通过翔实的研究证明,狂犬病病毒的潜伏期通常为2～3个月,99％在1年内发作,超过1年者很少见,潜伏期最长为6年。美国学者1991年在专业杂志上报告了该病例(文献来源为2005年世界卫生组织出版的《931号专家技术报告》)。死者为菲律宾移民,移民美国后未曾离开过美国。由于在美国本土感染狂犬病的机会极少,而且经部分基因序列分析的结果证明,从死者脑内分离的狂犬病毒与死者来源国家流行的毒株相同,所以该报告以迄今最令人信服的证据证明了狂犬病的潜伏期可能长达6年。中国有所谓狂犬病潜伏期长达20年之类的疫情记录个例,但都无法确认这些个例跟狂犬病有关。

四、狂犬疫苗注射的误区

误区一:被狗咬后必须在 24 小时内注射狂犬疫苗

被狗咬后必须在 24 小时之内注射狂犬病疫苗,似乎已经成了人们的常识,但传染学家认为这是误区。狗咬后的处理方法应该参照 WHO 给出的"10 天观察法",在进行伤口的处理消毒之后,最好能对咬人的狗或猫进行隔离观察,如果狗或猫在咬伤人后 10 天内还没有死去,就证明咬人的狗或者猫事发时唾液中是不含有狂犬病毒的。据 WHO 的研究证明,只有在狗或猫死亡前几天才是狂犬病传染期,这时被咬才有危险。观察期间如果猫狗死去,则人可以补打狂犬病疫苗,而不是非要在被咬 24 小时之内;如果是其他动物,则不要用 10 天观察期,应立即打疫苗。此前中国疾控预防中心发言人说"10 天观察法"不适用中国,因为亚洲的毒株与其他地区不同,但 WHO 在泰国的实验就证明"10 天观察法"有效,因为整个亚洲犬类动物中只有 I 型传统狂犬病毒。据 WHO 有关规定,狂犬病疫苗注射原则上是接种越早效果越好,最好是在 24 小时内注射,超过 24 小时注射疫苗的,只要在疫苗刺激机体产生足够的免疫抗体之前人还没有发病,疫苗就可以发挥效用。因此,补种疫苗是有效果的。卫生和药品监管部门也将继续加强对狂犬病疫苗的不良反应监测工作。

误区二:被狗咬伤或舔舐伤口必须要注射疫苗

武汉生物制品研究所基因工程室研究员透露:狂犬病主要在我国人口稠密的东南部以及云南、贵州、四川等地流行,如果完全不进行暴露后预防(即注射狂犬病疫苗),我国每年狂犬病死亡人数预计为 3 万人;而狂犬病疫苗年使用量达 1 500 万人份,这表明其中 99.8% 的人原本可以不接种。美国疾控组织 2008 年发布报告,对可能传播狂犬病的 8 种情况的发生概率进行评估,其中(非狂犬病流行地区)犬咬伤、猫舔舐、犬舔舐、在医院与狂犬病患者接触等四种情况的发病概率最高为 1/10 万,通常不必进行疫苗注射处置。美国大概每年被咬的人数为 100 余万人,真正打疫苗的只有 1 万余人,最高时达 3 万人,反过来讲 90 余万人都不需要。

误区三:疫苗只能预防一次,再次被咬还需注射

有着 84 年历史的泰国色瓦巴哈女王纪念研究所,是 WTO 狂犬病发病机制及防治研究合作中心,这里的专家对于疫苗的使用问题给出的答复是给病人注射 3 支疫苗(在当天,第 3 天,第 7 天)已经足够了。专家还表示将来再次被疯动物咬伤也不用注射免疫血清,而且如果咬伤人类的狗在观察 10 天后还保持健康的话,就会停止对患者的治疗。而国家药监局网站对于再次注射疫苗的描述为:接种过狂犬病疫苗

者,如果再次接种的话会在较短时间内产生较好的免疫保护效果。

五、WHO 狂犬病疫苗接种指导方案

WHO 的狂犬病研究中心的权威说法是这样的:

(1)被有疾病症状的或与健康猫(狗)行为有异常的犬(猫)等温血动物咬伤后,要尽快去注射狂犬病疫苗。同时,观察咬你的猫(狗),如果 10 天内这个猫或狗还没有狂犬病发病,你就可以终止狂犬病疫苗注射,可以判定你根本没有被传染上狂犬病。

(2)健康狗(猫等动物)不带毒("带毒"是医学术语,意思是"有传染性",这里"不带毒"指的是即使猫狗携带了狂犬病病毒,在它们没有发病前,是不具备传染性的),被咬伤后不用打针。

(3)狂犬病毒病理是病毒侵袭动物脑细胞引起狂犬病发作,发作时动物一般都会出现非常明显的异常情况,很容易识别。这时动物的唾液才带毒(有病毒),具备传染性,如果被这样的动物咬伤一定要打狂犬病疫苗。

(4)鉴于狗、猫等温血动物在狂犬病发作后 3～5 天内 100％死亡(有文献说有罕见的是 8 天死亡)。所以,只有在它死亡前 3～5 天内才是传染期,被咬才有危险。即使你被咬了,10 天内这只犬(猫)没有狂犬病发病死亡你也不用担心,因为咬你的时候它并不在传染期。10 天是世界卫生组织特意延长的安全观察期限,此期限最初由泰国(狂犬病高发地)一名博士提出。

(5)狂犬病潜伏期通常为 2～3 个月,最长期限是 6 年。至于我国某些例子(20 年),世界卫生组织表示怀疑,世界上并没有发现有证据的长期潜伏例子,传染病医学专家认为有可能是误诊或二次暴露(即第二次被咬)。

(6)狂犬病疫苗可以延迟打。如果你曾被咬伤,并且已经过了 6 年,你就可以放心了。如果是 6 年内陈旧伤,你不放心时可以再次接种狂犬病疫苗,等同一次暴露(第一次被咬),只是这时要先打两针。

(仇岩)

第二十八章 人乳头瘤病毒的传播与防控

人乳头瘤病毒（HPV）主要引起人类皮肤、黏膜的增生性病变，其中高危型 HPV（16 型、18 型等）与宫颈癌等恶性肿瘤的发生密切相关，低危型 HPV（6 型、11 型等）可引起尖锐湿疣。

一、传播途径

根据感染部位不同，HPV 可分为嗜皮肤型和嗜黏膜型两大类，两类之间有一定交叉。皮肤受紫外线或 X 射线等照射造成的很小损伤，以及其他理化因素造成的皮肤、黏膜损伤均可成为感染 HPV 的途径。病毒主要通过直接接触感染者的病变部位，或间接接触被病毒污染的物品等进行传播。生殖道感染与性行为活跃度密切相关，HPV 阳性率与性伙伴数量呈正相关，故 HPV 是性传播疾病的病原体，所引起的生殖道感染属于性传播疾病。患有生殖道 HPV 感染的母亲在分娩过程中，可通过垂直传播引起新生儿感染。

二、防控措施

局部药物治疗或冷冻、电灼、激光、手术等疗法，可用于皮肤、黏膜的寻常疣和尖锐湿疣的治疗。由 L1 蛋白制备的 HPV 病毒样颗粒（VLP），包括 HPV 2 价（16、18 型）疫苗、HPV 4 价（6、11、16、18 型）疫苗和 9 价

(6、11、16、18、31、33、45、52、58 型)疫苗,可预防宫颈癌以及生殖器疣等。

三、HPV 疫苗介绍

(一)现有疫苗种类

1. HPV 2 价疫苗

2016 年 7 月 12 日,国家食品药品监督管理总局批准葛兰素史克(GSK)公司的预防用生物制品——人乳头瘤病毒吸附疫苗的进口注册申请。该产品系采用杆状病毒表达系统分别表达重组 HPV 16 型和 HPV 18 型的 L1 病毒样颗粒,经纯化,添加 MPL 和氢氧化铝佐剂等制备的双价疫苗。该疫苗是首次申请在我国上市的 HPV 疫苗,研究数据表明在国内目标人群中应用的安全性和有效性与国外具有一致性。

已有资料显示,HPV 16 型和 HPV 18 型感染率最高,导致了70%的宫颈癌、80%的肛门癌、60%的阴道肿瘤和 40%的外阴癌。

2. HPV 4 价疫苗

默沙东公司研发出全球第一个 HPV 4 价疫苗,并通过优先审批在美国上市。这款 4 价疫苗防治 HPV 16、18、6、11 型病毒,可预防四种 HPV 病毒(HPV 6、11、16、18 型)所导致的疾病。

3. HPV 9 价疫苗

美国食品药品监督管理局(FDA)2014 年 12 月 10 日在其官网宣布:默沙东(在美国和加拿大称为默克)公司研发的 GARDASIL 9(佳达修 9 价重组人乳头状瘤病毒疫苗)获批。这款 9 价疫苗可以防治 HPV 6、11、16、18、31、33、45、52 和 58 型病毒。

(二)适合接种人群

HPV 疫苗接种最好是在女性有第一次实质性性接触之前。美国推荐的接种年龄是 9～26 岁。目前获准进入中国的疫苗,2 价疫苗的推荐接种年龄为 9～45 岁,4 价疫苗的推荐接种年龄是 20～45岁,9 价疫苗推荐接种年龄为 16～26 岁。

(仇岩)

第三篇　专题篇

第二十九章　血源性病原体感染的窗口期 与献血员血液筛查的漏检

可经血液传播的病原体有乙肝病毒、丙肝病毒、人类免疫缺陷病毒、梅毒螺旋体、人类嗜 T 细胞病毒 1、巨细胞病毒、微小病毒 B 19、疟原虫等。

为了保障临床用血的安全,必须对献血员进行上述病原体感染的筛查。目前大部分国家血液筛查的病原体主要有 4 种:乙肝病毒、丙肝病毒、人类免疫缺陷病毒、梅毒螺旋体。

血液安全关系到每个人的生命健康。影响血液安全的一个重要因素就是血源性病原体感染的窗口期导致的漏检问题。有资料显示,窗口期是漏检最重要的因素,90% 的 HBV 和 HIV 的漏检是窗口期造成的,70% 的 HCV 的漏检是窗口期造成的。

那么什么是窗口期呢? 医学上的窗口期通常指从人体感染某种病原体到能检测出来这一段时间。要强调的是,窗口期感染者的血液是具有传染性的,是造成输血后或血液制品应用后血源性病原体传播和感染的重要原因。不同病原体、不同检测方法的窗口期长短是不一样的。一直以来血液筛查病原体常用的是免疫学方法,用该方法筛查血液中病原体的窗口期如表 29-1 所示。

表 29-1　血液筛查病原体的窗口期（免疫学方法）

项目	免疫学方法（ELISA）检测窗口期/天
HBsAg	56
丙型肝炎病毒抗体（抗-HCV）	72
艾滋病抗体（抗-HIV）	22（说法不一，也有说 2～3 个月的）

梅毒螺旋体感染后抗体检测出来可能需要 2～6 周。不过梅毒螺旋体在血液中 4 ℃环境下经 3 日可死亡，故在血库冰箱冷藏 3 日以上的血液无传染性。

那么，有没有其他检测方法可以缩短窗口期呢？答案是肯定的，就是核酸检测（NAT），该技术敏感性高，可检出标本中极微量的核酸，大大缩短窗口期（见表 29-2）。

表 29-2　血液筛查病原体的窗口期（NAT 方法）

项目	NAT/天
HBV	25
HCV	59
HIV	11

虽然 NAT 技术从理论上并不能完全消除感染窗口期，但通常病毒核酸转阳之前的血液传染性很低。因此，NAT 是 ELISA 的重要补充，二者联合使用可提高检出率，进一步减少输血风险。值得一提的是，我国卫计委已提出：2018 年实现全国血站核酸检测全覆盖。

当然，我们还应该知道，除了窗口期，漏检还有其他方面的原因。因此，输血要慎重，使用血液制品要慎用！

小贴士

输血安全吗？专家建议首要原则是"尽量不输"。

尽管人们关于血液安全的知识在不断地提升，我国也实现了血站核酸检测全覆盖，有效缩短了疾病传播的窗口期，但输血的风险在全球来说都仍是无法彻底解决的难题,全世界范围内的首要原则都是"尽量不输"。

　　建议:合理使用血液和血液制品,减少不必要的输血,尽量减少与输血相关的风险。在可能情况下使用其他方法替代输血,并采用安全和良好的临床输血措施,包括患者血液管理。

(仇岩)

第三十章　病原微生物与性传播疾病

目前,我国发病最多的性病主要包括:由淋球菌引起的淋病,由衣原体和支原体引起的非淋菌性尿道炎,由乳头状瘤病毒引起的尖锐湿疣和梅毒螺旋体引起的梅毒。由Ⅱ型疱疹病毒引起的生殖器疱疹的发病人数也在逐年增多。由于我国性传播疾病的发病率呈明显上升的趋势,这些疾病引起的输卵管梗阻、子宫内膜炎、子宫肌壁损害、内分泌功能紊乱等而导致不孕症的患者也在逐年增多。

性病,全名为"性传播疾病"(STD),是以性接触为主要传播方式的一组疾病。STD是英文性传播疾病 Sexually Transmitted Disease 的缩写。国际上将 20 多种通过性行为或类似性行为引起的感染性疾病列入性病范畴。较常见的性病有淋病、梅毒、非淋菌性尿道炎、尖锐湿疣、沙眼衣原体、软下疳、生殖器疱疹、滴虫病、乙型肝炎和艾滋病等。其中,梅毒、淋病、生殖器疱疹、尖锐湿疣、软下疳、非淋菌性尿道炎、性病性淋巴肉芽肿和艾滋病 8 种性病被列为我国重点防治的性病。

据统计,90％以上的性病是通过性交而直接传染的,因此,性病的传播主要是通过性接触。

性病通常都直接损害生殖器官。最常见的淋病和非淋球菌性尿道炎表现为泌尿生殖系统的炎症,造成小便时尿道疼痛,烧灼感,尿道口有或稀或稠的脓性分泌物。淋病引起女性生殖系统炎症时,有脓性白带、腰痛、下腹痛。患尖锐湿疣后,患者外生殖器部位可长出大小不等的菜花样肿物,容易出血,表面还有恶臭的脓性分泌物。在严重的病例中,女性外生殖器有时可被较多的菜花样肿物遮盖,甚至造成大小便困难,使患者痛苦不堪。生殖器疱疹在外生殖器部位发生小水疱,破溃后产生有少量分泌物的浅溃疡和很严重的疼痛。梅毒、软下疳、性病淋巴肉芽肿等在生殖器部位也都有病变。性病除了损害生殖器官外,还会引起内脏和全身的病变,例如淋病、梅毒都可能发生内脏损害。其中梅毒引起内脏损害多而严重,可以影响心脏、肝脏、肾脏、大脑和脊髓等,因此表现出的症状也很复杂,发现可疑的性病症状时,应立即去医院就诊。性病中有一部分只要及时正规治疗是可以彻底治愈的,如淋病、梅毒、非淋菌性尿道炎等。但是如果患者不及时到医院去接受有规则的抗生素治疗,而是自己不规则用药,就会因不规范治疗而耽误病情,转变成慢性过程,严重损害健康。

性病的危害是很严重的,通常会破坏家庭的和谐,甚至会危及社会的稳定,所以一定要认识到性病危害的严重性,洁身自好,避免给家庭和社会造成危害。

(齐眉)

第三十一章　肠道病毒71型与重症手足口病

2008～2015年,我国共报告手足口病(HFMD)约1 380万例,平均年发病率为147/10万,报告重症病例约13万例,死亡3 300多人,给我国儿童生命健康带来严重威胁。手足口病的症状很典型,多发生于5岁以下儿童,表现为口痛,厌食,低热,手、足、口腔等部位出现小疱疹或小溃疡。

一、引起手足口病的病原体是什么

最常见的病原为柯萨奇病毒A 16型(CA16)和肠道病毒71型(EV71),近年来流行的大多数病例为柯萨奇病毒,临床症状相对轻微,预后良好。但个别地区仍陆续出现一些重症病例,主要由EV71感染引起。目前重症手足口病是导致儿童死亡的重要原因之一,死亡原因主要为神经源性肺水肿、肺出血、脑干脑炎及循环功能衰竭。

二、EV71引起的重症手足口病有什么特点

EV71具有较强的传染性,神经系统并发症比例特别高,有较高的重症率和病死率。EV71感染所致重症病例多见于3岁以下婴幼儿。我国《手足口病诊疗指南(2010年版)》对手足口病进行了临床分期,将手足口病有神经系统受累表现者定义为重症病例。由于重

症病例神经系统受累多早于肺水肿、肺出血或循环系统受累,且早期临床表现不典型,病情进展迅速,一旦出现肺水肿、肺出血,患儿可短时间内死亡。因此,早期识别 EV71 感染并采取相应的救治措施,对降低重症手足口病的病死率和后遗症尤为重要。

三、如何早期识别重症手足口病

下列表现提示患儿可能发展为重症、甚至危重型病例:

1. 高热不退

患儿体温高于 39 ℃,常规退热效果不佳,高热不退或 3 日后仍然高热者,常为重症手足口病。

2. 神经系统表现

患儿出现精神萎靡、头痛、眼球震颤或上翻、呕吐、易惊或惊跳、肢体抖动、吸吮无力、站立或坐立不稳等症状。其中精神萎靡、呕吐与肢体抖动相对容易观察到,一旦出现应高度重视。手足口病脑炎或脑膜炎较少出现频繁惊厥或神经系统定位体征,也有个别患儿由于交感与副交感神经调节紊乱或刺激了中枢某些神经核,出现食欲亢进等。

3. 呼吸异常

患儿表现为呼吸增快、减慢或节律不整。当安静状态下患儿呼吸频率超过 30~40 次/分或同年龄正常上限值时,应注意呼吸异常的辨别,因为患儿发热、哭闹等因素均可能引起呼吸增快。应用退热药后体温下降或不下降,仍然表现呼吸增快;或患儿由哭闹转为安静后仍然呼吸增快,需要及时监测与进一步检查。特别是出现呼吸节律变慢、叹息样呼吸、双吸气等情况时,说明已影响呼吸中枢,此类患儿应加紧进行呼吸支持,如使用呼吸机辅助通气等。部分重症患儿仅表现脑干脑炎及中枢性呼吸障碍,此类患儿一旦出现自主呼吸微弱或自主呼吸消失,后期常因呼吸中枢受损后中枢性低通气综合征导致脱离呼吸机困难,预后较差。

4.循环功能障碍

心率增快（＞160次/分），出冷汗，四肢末梢发凉，皮肤发花，血压升高，毛细血管再充盈时间延长（＞2秒），周围动脉搏动减弱，这些为手足口病炎症反应和交感神经亢奋的表现。

5.外周血白细胞计数升高

起病48小时内，重症患儿白细胞通常升高至$(10.0 \sim 15.0) \times 10^9/L$，有时大于$15.0 \times 10^9/L$。

小贴士

轻型的手足口病具有手足口病的典型特征，容易识别。而重症手足口病在早期难以识别，往往延误最佳治疗时机会危及生命，所以在手足口病高发期，应该特别留意患儿的身体状况，一旦出现重症症状应尽快就医。如果患儿高烧，四肢皮肤冰冷，精神差、嗜睡、易惊、头痛、呕吐，肢体抖动、无力和惊跳，应立即带患儿到医院就诊。

四、EV71疫苗介绍

（一）疫苗免疫原性和保护效力

北京科兴生物制品有限公司和中国医学科学院医学生物研究所分别在广西和江苏开展了疫苗的Ⅰ、Ⅱ、Ⅲ期临床试验。结果显示，疫苗具有良好的免疫原性和保护效力。两剂次EV71疫苗接种后28天，血清抗体阳转率为88.1％～91.7％，对于EV71感染相关手足口病的保护效力在90％以上。受样本量限制，对EV71感染所致重症病例的保护效力尚缺乏准确估计。对CA16感染手足口病和其他肠道病毒感染手足口病无保护效力。

不同基因型毒株的免疫原性研究结果显示，疫苗株对EV71不同基因型和亚型具有交叉保护作用。

由于临床试验阶段观察的是个体水平的直接保护效果，EV71型手足口病疫苗在群体水平上的间接保护效果、总保护效果和综合保护效果尚需通过进一步研究进行评估。

（二）疫苗安全性

已获准上市的 EV71 型手足口病疫苗是安全的。临床数据显示，接种疫苗后的局部反应主要表现为接种部位发红、硬结、疼痛、肿胀、瘙痒等，以轻度为主，持续时间不超过 3 天，可自行缓解。全身反应主要表现为发热、腹泻、食欲不振、恶心、呕吐、易激惹等，呈一过性。严重程度达到 3 级以上的所有症状（如发热、腹泻、恶心、呕吐等）的发生率在疫苗接种组和对照组之间无显著性差异。

由于上市前临床试验观察的疫苗接种者数量仅为数千人，该疫苗的罕见异常反应发生情况尚需要通过上市后的安全性监测与评价获得。

（三）免疫持久性

由于疫苗刚刚上市应用，尚缺乏有效的免疫持久性研究数据。根据对Ⅲ期临床研究对象的跟踪观察，接种后 26 个月，免疫前抗体阴性易感者，体内的中和抗体阳性率可达到 85.7％，抗体几何平均滴度（GMT）为 1∶27.6，仍高于免疫学替代终点（1∶16）。

（四）疫苗使用建议

1. 接种人群

根据现有数据，EV71 母传抗体水平在出生后逐渐衰减，在婴儿 5～11 月龄时降至最低，而发病率最高的年龄组为 6 月龄～2 岁。因此，6 月龄开始接种可及时为易感儿童提供保护。由于 5 岁以上儿童和成人的发病率很低，故可推测，5 岁以上人群使用 EV71 型手足口病疫苗，无论在个体层面还是群体层面，其公共卫生意义有限、成本效益欠佳。

综上所述，中国 CDC 在《肠道病毒 71 型灭活疫苗使用技术指南》中建议：疫苗接种对象为大于等于 6 月龄易感儿童，越早接种越好；鼓励在 12 月龄前完成接种程序，以便尽早发挥保护作用；对于 5 岁以上儿童，不推荐接种。如今后疾病流行病学特征发生变化，出现大年龄组儿童发病率增高的趋势，经科学评估后，再对接种对象作出评估和调整。

不同厂家疫苗具体的最大接种年龄限制可参照相应产品疫苗说明书。

2.接种程序

基础免疫 2 剂次,间隔 1 个月。是否需要加强免疫,暂未确定。

3.接种途径及剂量

接种位置为上臂三角肌,肌内注射,每次接种剂量为 0.5 mL。

4.接种禁忌证

已知对 EV71 型手足口病疫苗任何一种成分过敏者,发热、急性疾病期患者及慢性疾病急性发作患者不得接种。

如有下列情况,应在决定是否接种时慎重考虑:

(1)患有血小板减少症或者出血性疾病者,肌内注射本疫苗可能会引起注射部位出血。

(2)正在接受免疫抑制治疗或免疫功能缺陷的患者,接种本疫苗产生的免疫应答可能会减弱。接种应推迟到治疗结束后或确保其得到了很好的保护。但对慢性免疫功能缺陷的患者,即使基础疾病可能会使免疫应答受限,也应推荐接种。

(3)未控制的癫痫患者和其他进行性神经系统疾病(如格林-巴利综合征等)患者,应慎重考虑是否接种该疫苗。

其他禁忌和慎用情况可参考相应企业的疫苗说明书。

5.注意事项

(1)同其他疫苗一样,因疫苗特性或受种者个体差异等因素,接种本疫苗的人群不一定产生 100% 的保护效果。

(2)EV71 疫苗可刺激机体产生针对 EV71 病毒的免疫力,用于预防 EV71 感染所致的手足口病和相关疾病,不能预防其他肠道病毒(包括 CA16 等病毒)感染所致的手足口病。

(3)接种 EV71 疫苗与注射人免疫球蛋白应至少间隔 1 个月以上,以免影响免疫效果。

(4)EV71 疫苗应于 2~8 ℃避光保存、运输,严禁冻结。

（5）疫苗开启后应立即使用，使用时应充分摇匀，如疫苗瓶有裂纹、标签不清或疫苗瓶内有异物等均不得使用。开启疫苗瓶和注射时，切勿使消毒剂接触疫苗。严禁血管内注射。

（6）接种 EV71 疫苗时应备有肾上腺素等药物，以备偶发过敏反应时，用于急救。

（仇岩）

第三十二章　链球菌与猩红热及超敏反应性疾病

猩红热、风湿性关节炎、风湿性心肌炎、急性肾小球肾炎都是我们经常听说甚至遇到过的疾病。它们都与 A 群链球菌的感染有关。

链球菌是化脓性球菌的一种,对人类致病的主要是 A 群链球菌和肺炎链球菌。A 群链球菌除了可引起化脓性感染如咽炎、咽峡炎、淋巴管炎、扁桃体炎等之外,还可引起猩红热和超敏反应性疾病如急性肾小球肾炎和风湿热。

一、链球菌与猩红热

猩红热为 A 群链球菌感染引起的急性呼吸道传染病。其临床特征有发热,咽炎,草莓舌(舌乳头潮红、肿大似草莓),全身弥漫性红色皮疹,疹退后片状脱皮。少数患儿在病后 2～3 周发生风湿热或急性肾小球肾炎。

链球菌感染主要通过呼吸道传播,目前没有疫苗可预防。预防措施包括:

(1)及时隔离患者及带菌者。

(2)流行期间,小儿应避免到公共场所,住房应注意通风。

(3)对儿童机构、部队或其他有必要的集体,可酌情采用药物预防,如青霉素等。

二、链球菌与超敏反应性疾病

急性肾小球肾炎是以急性肾炎综合征为主要临床表现的一组原发性肾小球肾炎。其特点为急性起病，有血尿、蛋白尿、水肿和高血压等，多见于儿童。

常见于上呼吸道感染、猩红热、皮肤感染等链球菌感染后，主要是由感染所诱发的免疫反应引起。

多数急性肾小球肾炎的发生与链球菌感染有关，因此，防治链球菌感染是预防急性肾小球肾炎的关键。猩红热流行期间应注意隔离，避免皮肤破损，尽量避免去公共场所以防传染。如果发生感冒、扁桃体化脓、皮肤疖肿等链球菌感染疾病，需早期积极使用抗生素，并在发病后1～3周随时注意观察尿的颜色及早晨起来眼皮是否浮肿等，以期尽早发现并及时治疗急性肾小球肾炎。

风湿热是一种常见的反复发作的急性或慢性结缔组织炎症，主要累及心脏、关节、中枢神经系统、皮肤和皮下组织。病变可呈急性或慢性反复发作，可遗留心脏瓣膜病变形成慢性风湿性心瓣膜病。由于风湿热造成的关节损害可自行恢复，但心脏的损害不可逆，因此有人以"舔过关节，狠咬心脏"来形容风湿热。链球菌咽部感染是风湿热发病的必要条件，寒冷和潮湿是本病的重要诱发因素。

风湿热是A群链球菌感染咽部后，机体产生异常免疫反应的结果，是一种自身免疫性疾病。预防和早期发现、早期诊断链球菌感染，建立必要的保健制度，尽可能彻底消除链球菌感染流行，可大大减少风湿热的发病率。预防风湿热的措施如下：

（1）防止上呼吸道感染，加强体育锻炼，提高机体免疫力。

（2）对猩红热、急性扁桃体炎、咽炎等急性链球菌感染，应早期予以积极彻底的抗生素治疗。

（3）慢性扁桃体炎反复发作者，应手术摘除扁桃体。

（4）在学校、幼儿园等相对封闭的人群中应预防和早期发现链球菌感染。建立必要的保健制度，尽可能彻底消除链球菌感染流行。

三、风湿性关节炎与类风湿性关节炎的区别

（一）病因不同

风湿性关节炎是一种变态反应性疾病，与 A 群链球菌的感染有关，咽部链球菌感染是发病的必要条件。类风湿性关节炎是一种以关节病变为主的慢性全身自身免疫性疾病。主要临床表现为小关节滑膜所致的关节肿痛，继而软骨破坏、关节间隙变窄，晚期因严重骨质破坏、吸收导致关节僵直、畸形、功能障碍。在我国，类风湿性关节炎的患病率为 $0.24\% \sim 0.5\%$，女性多于男性，比例为 $(2 \sim 3):1$，任何年龄均可发病，以 $20 \sim 50$ 岁最多。本病多为一种反复发作性疾病，致残率较高，预后不良，还没有很好的根治方法。

（二）症状不同

风湿性关节炎的起病特别急，受累的关节多为大关节，开始时容易侵及患者的下肢关节，关节局部产生明显的炎症，且伴有红肿、热痛以及活动受限等症状，但发病的持续时间不长，通常在数日内自行消退。类风湿性关节炎患者的起病缓慢，主要临床表现为小关节滑膜所致的关节肿痛，继而软骨破坏、关节间隙变窄，晚期因严重骨质破坏、吸收导致关节僵直、畸形、功能障碍。发病期间患者容易产生疲倦无力、体重减轻等表现，受损的关节疼痛严重。

（三）治疗方法不同

1.风湿性关节炎的治疗

风湿性关节炎的治疗原则是早期诊断和尽早合理、联合用药。

（1）抗风湿治疗

水杨酸制剂是治疗急性风湿热的最常用药物，疗效确切，以阿司匹林为首选药物。用药后可解热、减轻炎症，使关节症状好转，血沉下降，但不能去除风湿的基本病理改变，也不能预防心脏损害及其他合并症。肾上腺皮质激素不是治疗风湿性关节炎的必要药物，只有在关节炎患者伴有心肌炎的证据，且水杨酸制剂效果不佳时，才考虑使用。

（2）抗链球菌感染

根治链球菌感染是治疗风湿热必不可少的措施，首选药物为青霉素，对青霉素过敏者，可改用红霉素或乙酰螺旋霉素。

（3）中医药治疗

风湿性关节炎属于中医的痹症范畴，急性期宜祛风清热化湿，慢性期宜祛风散寒化湿，能对症状的缓解起到辅助作用。

2.类风湿关节炎的治疗

类风湿关节炎治疗的主要目的在于减轻关节炎症反应，抑制病变发展及不可逆骨质破坏，尽可能保护关节和肌肉的功能，最终达到病情完全缓解或降低疾病活动度的目标。治疗原则包括早期治疗、联合用药、个体化治疗方案以及功能锻炼等。

（1）一般治疗

关节肿痛明显者应强调休息及关节制动，而在关节肿痛缓解后应注意早期开始关节的功能锻炼。此外，理疗、外用药等辅助治疗可快速缓解关节症状。

（2）药物治疗

方案应个体化，药物治疗主要包括非甾类抗炎药、慢作用抗风湿药、免疫抑制剂、免疫和生物制剂及植物药等。

非甾类抗炎药有抗炎、止痛、解热作用，是类风湿关节炎治疗中最为常用的药物，适用于活动期等各个时期的患者。常用的药物包括双氯芬酸、萘丁美酮、美洛昔康、塞来昔布等。

抗风湿药又被称为二线药物或慢作用抗风湿药物，常用的有：甲氨蝶呤，口服或静注；柳氮磺吡啶，从小剂量开始，逐渐递增；另外还有羟氯喹、来氟米特、环孢素、金诺芬、白芍总苷等。

糖皮质激素激素不作为治疗类风湿关节炎的首选药物，但在下述四种情况可选用：①伴随类风湿血管炎，包括多发性单神经炎、类风湿肺及浆膜炎、虹膜炎等。②重症类风湿关节炎患者的过渡治疗，可用小量激素快速缓解病情，一旦病情控制，应首先减少或缓慢停用激素。③经正规慢作用抗风湿药治疗无效的患者可加用小剂量激素。④局部应用如关节腔内注射可有效缓解关节的炎症,总原则为短期小剂量(10 mg/d 以下)应用。

生物制剂目前在类风湿关节炎的治疗上,已经有几种生物制剂被批准上市,并且取得了一定的疗效,尤其在难治性类风湿关节炎的治疗中发挥了重要作用,包括英夫利昔单抗、依那西普、阿达木单抗、利妥昔单抗等。另外,目前已有多种用于类风湿关节炎的植物药,如雷公藤、白芍总苷、青藤碱等。部分药物对治疗类风湿关节炎具有一定的疗效,但作用机制需进一步研究。

(3)免疫净化

类风湿关节炎患者血中常有高滴度自身抗体、大量循环免疫复合物,高免疫球蛋白等。因此,除药物治疗外,可选用免疫净化疗法,可快速去除血浆中的免疫复合物和过高的免疫球蛋白、自身抗体等。如免疫活性淋巴细胞过多,还可采用单个核细胞清除疗法,从而改善 T 细胞、B 细胞及巨噬细胞和自然杀伤细胞功能,降低血液黏滞度,以达到改善症状的目的,同时提高药物治疗的疗效。目前常用的免疫净化疗法包括血浆置换、免疫吸附和淋巴细胞/单核细胞去除术,被置换的病理性成分可以是淋巴细胞、粒细胞、免疫球蛋白或血浆等。应用此方法时需配合药物治疗。

(4)功能锻炼

功能锻炼是类风湿关节炎患者关节功能得以恢复及维持的重要方法。一般说来,在关节肿痛明显的急性期,应适当限制关节活动。但是,一旦肿痛改善,应在不增加患者痛苦的前提下进行功能活动。对无明显关节肿痛,但伴有可逆性关节活动受限者,应鼓励其进行正规的功能锻炼。有条件的医院,应在风湿病专科及康复专科医师的指导下进行。

(5)外科治疗

经内科治疗不能控制及严重关节功能障碍的类风湿关节炎患者,外科手术是有效的治疗手段。外科治疗包括腕管综合征的松解术、肌腱撕裂后修补术和滑膜切除及关节置换术。

(仇岩)

第三十三章　病原微生物与恶性肿瘤

大量研究表明,病毒是人类肿瘤的致病因素之一。全世界至少有 15%～20% 的人类肿瘤与病毒感染有关。与人类肿瘤有关的病原微生物及传播途径如表 33-1 所示。

表 33-1　与人类肿瘤有关的病原微生物与传播途径

微生物	人类肿瘤	传播途径
人乳头瘤病毒 (HPV)	宫颈癌	引起宫颈癌的高危型 HPV 主要通过性接触传播或间接接触传播。目前有 2 价、4 价、9 价疫苗上市,建议适龄女性尽早接种
EB 病毒	鼻咽癌、Burkitt 淋巴瘤	主要通过唾液传播
人疱疹病毒 8 (HHV8)	卡波氏肉瘤	尚不清楚。可能的途径包括性接触、唾液、器官移植或输血等。主要在免疫力低下的时候引发疾病,在器官移植和艾滋病患者中发病率较高
乙型肝炎病毒 (HBV)	肝细胞癌	主要通过血液传播
丙型肝炎病毒 (HCV)	肝细胞癌	主要通过血液传播
人类嗜 T 细胞病毒 1	成人 T 细胞白血病	通过输血、性接触等途径传播。高发区为日本、印度、非洲。我国福建沿海和北方少数民族地区发现有小范围流行

续表

微生物	人类肿瘤	传播途径
幽门螺杆菌	胃癌	主要经粪-口或口-口途径传播,预防措施包括尽量吃熟食,聚餐时尽量采用分餐等
黄曲霉毒素	肝癌	预防黄曲霉毒素危害人类健康的主要措施是防止食品受黄曲霉菌及其毒素的污染,不要食用霉变的食物

（齐眉）

第三十四章 病原微生物与先天性畸形

可通过垂直传播导致胎儿宫内感染的微生物有十几种，如人巨细胞病毒、风疹病毒、乙型和丙型肝炎病毒、人类免疫缺陷病毒等。垂直感染可导致死胎、流产、早产、先天性畸形等。其中导致先天性畸形最常见的病原微生物是人巨细胞病毒和风疹病毒。

一、人巨细胞病毒与先天性畸形

（一）人巨细胞病毒是引起先天性畸形的最常见病原

孕妇在孕期 3 个月内感染，病毒可通过胎盘引起胎儿原发感染，出现死胎、流产或先天性疾病。先天性感染率为 $0.5\%\sim2.5\%$，其中 $5\%\sim10\%$ 的新生儿会出现临床症状，包括肝脾大、黄疸、血小板减少性紫癜、溶血性贫血等，少数呈先天性畸形，如小头畸形和智力低下等。有部分（10%）亚临床感染病儿在出生后数月至数年才出现智力低下和先天性耳聋等。

（二）孕妇如何预防人巨细胞病毒感染

巨细胞病毒可通过口腔、生殖道、胎盘、输血或器官移植等多种途径传播。

建议正在备孕的育龄女性，最好做巨细胞病毒抗体（IgG 和 IgM）检测，以判断是否感染了巨细胞病毒，如已感染，还可判断感染类型，如原发感染（指宿主初次感染 CMV）、活动性感染、潜伏感染及易感者。

（1）如果是原发感染和活动性感染应当推迟怀孕时间。

159

（2）潜伏感染可以继续妊娠，但一定要注意合理饮食、适当运动，维护好自己的免疫力，并避免生病，以防免疫力低下从而激活体内潜伏的巨细胞病毒。

（3）易感者怀孕期间应采取措施减少接触病毒的机会，如避免接触患儿的唾液或尿液，少去人多的公众场所，勤洗手等，避免感染，并在孕期注意复查。

二、风疹病毒与先天性畸形

孕妇在孕期 20 周内感染风疹病毒对胎儿危害最大，病毒感染通过影响胎儿细胞的正常生长、有丝分裂等，导致流产或死胎，还可以引起先天性风疹综合征，如先天性心脏病、先天性耳聋、先天性白内障等畸形，以及黄疸性肝炎、肺炎等。

（一）孕妇如何预防风疹病毒感染

风疹病毒主要经呼吸道传播，但最严重的危害是通过垂直传播引起胎儿先天性感染。

孕妇预防风疹病毒感染最好的方法是孕前检查体内风疹 IgG 抗体为阴性时，立即接种风疹疫苗（风疹减毒活疫苗，对胎儿也可造成损害，已怀孕的妇女不应接种），3 个月后再怀孕即可避免本病。如果在未注射风疹疫苗、体内抗体又为阴性的情况下怀孕，应尽量少去人多场所，也不要接触有上呼吸道感染症状、发热或有皮疹的患儿，以免发生本病。

（二）风疹疫苗介绍

风疹疫苗是预防控制风疹等疾病的疫苗，美国、英国在 20 世纪 60 年代末、70 年代初开始推广风疹疫苗，以后世界各国开始相继使用。

风疹疫苗株有 4 株之多，它们是 HPV77-DE5 疫苗、Condehilly 疫苗、RA27/3 疫苗、T0336 疫苗。其中 RA27/3 疫苗已与麻疹、腮腺炎制成麻疹、腮腺炎、风疹三联疫苗（MMR），并广为使用。1995 年中国研制成功风疹减毒活疫苗株 BRD-Ⅱ，在 1998 年获得国家正式文号,一些省份已开始应用 BRD-Ⅱ和 RA27/3 疫苗并将其纳入计划免疫管理。

1. 制备和规格

中国现用风疹疫苗系用毒株为 BRD-Ⅱ减毒株,该毒株是从一名典型风疹的患儿咽拭子标本中分离得到的,并经二倍体细胞传代,再经培养,使病毒繁殖到达高峰期后收获疫苗液,经检定合格后冻干而成,用于预防风疹病毒感染。规格为:每支 0.5 mL,病毒含量 1 000 CCID50。

2. 接种对象

风疹疫苗接种分为普遍免疫和选择性免疫两种。普遍免疫以控制风疹病毒在人群中传播为目的,可对满 8 月龄以上人群实施免疫接种。选择性免疫以控制新生儿先天性风疹综合征为目的,可对青春期少女及育龄期妇女实施免疫,对于风疹病例密切接触者可进行应急接种。

3. 免疫程序

风疹疫苗单苗尚未列入计划免疫内,但提倡 1 岁 6 个月加强接种采用麻风腮疫苗以及育龄妇女接种风疹疫苗。2008 年 5 月,扩大免疫将麻风疫苗列入计划免疫内,要求 8 月龄儿童接种麻风二联疫苗,风疹得到了相应的预防。如果儿童家庭经济条件允许,可选择麻风腮疫苗进行加强接种,可同时预防麻疹、风疹、腮腺炎三种疾病。

4. 使用方法

(1)该疫苗为冻干制品,对 1 人份/支和 2 人份/支的冻干疫苗,分别加入 0.5 mL、1.0 mL 灭菌注射用水,待完全溶解后立即使用。

(2)注射位置为上臂外侧三角肌附着处皮肤,用 75%乙醇消毒,等干后皮下注射 0.5 mL。

(3)如必须同时接种另一种疫苗,风疹疫苗可与麻疹疫苗、脊髓灰质炎疫苗、百白破混合疫苗、卡介苗等在不同部位同时接种。对接受输血或注射过免疫球蛋白者,应推迟 6 周以上再接种风疹疫苗。

5. 免疫效果

风疹减毒活疫苗免疫效果十分理想,接种后易感儿童的血凝抑制抗体阳性率可达 100%,大多数接种者在使用疫苗后 10~28 天产生抗体,并可获得持久性的免疫作用,一般可维持 10~30 年。幼儿期接种后在成年之前再进行一次加强免疫,可获长久免疫力,女性的育龄期均可受到保护,以后一般不需再接种。

6. 接种禁忌证

①由于风疹疫苗为减毒活疫苗,故孕妇禁用;育龄期妇女在接种疫苗后 3 个月内应避免怀孕。②对于免疫缺陷患者及正在进行免疫抑制治疗、放射治疗及抗代谢药物治疗的患者不能应用。③有严重疾病和发热、过敏体质者,神经系统疾患和精神病患者均不可接种。

7. 接种注意事项

疫苗溶解后要 1 小时内用完,并且避免日光直射。接种前应仔细检查安瓿有无裂纹,标签是否清楚,如瓶内的冻干品变色或溶解不好均不可使用。注意接种时切勿将消毒剂接触到疫苗液体。与另一种疫苗同时接种时,应选择不同的部位接种,或隔 3~4 周再接种。接受了输血或注射免疫球蛋白者,应推迟风疹疫苗的接种至少 3 个月。

8. 不良反应发生率

许多报道认为风疹疫苗的不良反应轻微,偶有发热、皮疹、淋巴结肿大等反应,青春期妇女接种后约有 25% 的人有关节痛,10% 的人有关节炎的症状和体征,发热发生率为 4%、皮疹发生率为 10%、淋巴结肿大发生率为 20%。接种风疹疫苗后过敏反应极为罕见,大多数是轻微而无严重后果的。中国 BRD-Ⅱ 株风疹疫苗经多次观察,儿童和成人仅见有轻度发热,成人发热率为 1.72%~2.08%,对照组亦有 2.0% 的发热率。尚未有高出 38 ℃ 的发热反应。

9. 不良反应

冻干风疹活疫苗是不良反应最少的疫苗之一。小儿接种后 6~

11天少数人有低热、皮疹、淋巴结炎等症状。皮疹多为不明显的斑疹,可迅速消退。淋巴结炎症状轻,很少被察觉。接种反应主要见于成人。疫苗免疫后2周,少数人可发生暂时性关节炎症状,尤其是接种前即患有此类疾病者。青春期后女性关节反应随年龄增加而明显增加,持续1～7天,可对症处理,无后遗症。尚有极少数的人出现皮疹和淋巴结肿大,此为一过性的,能自行消失,无需治疗。现将常见不良反应分述如下:

(1)接种疫苗后一部分人在注射局部出现短暂的刺痛,很少有红肿、触痛。

(2)少数人在接种后5～12日可以出现低热,偶有体温高至38.5 ℃的发热,或有出疹,经常为疏松散在皮疹,少见全身出疹。

(3)少数人偶见消化道症状,如轻微腮腺炎、恶心、呕吐、腹泻。

(4)少数人有淋巴结肿大反应。

(5)暂时性的关节痛和关节炎罕见。关节炎症状一般在接种疫苗后1～3周出现,持续1日～3周,手指、腕、关节最常受累,极少再发。偶有报道接种1个月后可发生慢性或者反复发作的关节痛,有时伴关节炎或者神经症状,包括感觉异常、腕管综合征和视力模糊。发生关节反应的频率与使用的疫苗株有关,关节炎持续时间可达数月,偶见神经炎和肌痛。

(6)过敏反应罕见,大多数是轻度的,如注射部位的肿块、潮红或荨麻疹、过敏性紫癜。

(7)风疹病毒在鼻腔内有传染力。疫苗接种后7～28日,部分免疫者咽部可发现疫苗病毒,并有罕见的实验情况下似可发生传播,但在使用中目前尚无疫苗病毒发生传播的充分证据。

(8)风疹疫苗病毒虽无传染性,但可感染胎儿,因为在易感孕妇接种疫苗的流产物中发现有疫苗病毒。然而研究证明宫内感染疫苗病毒对胎儿影响极小或没有真正的危险。对103名新生儿进行血清学检查,仅1名有宫内感染,追踪1年半未发生先天性风疹综合征(CRS)。

10. 不良反应处理

一般反应无需特殊处理，可以自然好转。一般的关节症状接种者均能很好地忍耐而不对正常生活造成干扰，若有严重者需要用药物治疗。常用的药物和自然感染风疹造成的关节炎治疗用药相同，有过敏反应者应做抗过敏治疗。

三、优生优育中的 TORCH 检测

TORCH 为多义词，在这里它指可导致先天性宫内感染及围产期感染而引起围产儿畸形的病原体。它是一组病原微生物的英文名称缩写，其中 T(Toxoplasma) 是弓形虫，O(Others) 是其他病原微生物，如梅毒螺旋体、带状疱疹病毒、细小病毒 B19、柯萨奇病毒等，R(Rubella Virus) 是风疹病毒，C(Cytomegalo. Virus) 是巨细胞病毒，H(Herpes Virus) 即是单纯疱疹 Ⅰ/Ⅱ 型。

（一）基本信息

这组微生物感染有着共同的特征，即可造成母婴感染。孕妇由于内分泌改变和免疫力下降易发生原发感染，既往感染的孕妇体内潜在的病毒也容易被激活而发生复发感染。孕妇发生病毒血症时，病毒可通过胎盘或产道传播感染胎儿，引起早产、流产、死胎或畸胎等，以及引起新生儿多个系统、多个器官的损害，造成不同程度的智力障碍等症状。特别在怀孕初的 3 个月胚胎处于器官形成期，此时受病毒感染，可破坏细胞或抑制细胞的分裂和增殖。器官形成期以后感染病毒，可破坏组织和器官结构，并可形成持续感染，出生后继续排毒，能引起相应的病变。TORCH 的感染影响着人口素质，与优生优育有重要关系。

（二）感染种类

1. 弓形虫（TOX）

弓形虫是细胞内寄生虫。寄生于细胞内，随血液流动到达全身各部位，破坏大脑、心脏、眼底，致使人的免疫力下降，患各种疾病。

2.风疹病毒（RV）

RV主要通过呼吸道传播,孕妇感染后能使胎儿致畸,病毒通过胎盘感染胎儿形成先天性感染,称为先天性风疹综合征。其主要症状是先天性白内障、先天性心脏病和神经性耳聋,20周后感染者几乎无影响。风疹感染发生的孕期越早,胎儿的致畸就越严重。

3.巨细胞病毒（CMV）

孕妇感染巨细胞病毒后能引起宫内胎儿生长迟缓、小头形、脑炎、视网膜脉膜炎、黄疸、肝脾肿大、溶血性贫血等症状,新生儿死亡率较高,围产期母乳排毒所致的巨细胞病毒感染率为63%。

4.单纯疱疹病毒（HSVⅠ、Ⅱ型）

单纯疱疹病毒通常潜伏在神经节。妊娠时母体的生理变化使HSV活化,孕早期感染能破坏胚芽而导致流产,孕中晚期虽少发畸胎,但可引起胎儿和新生儿发病。

（三）检测意义

TORCH综合征能造成患者流产、死胎和胎儿畸形,胎儿出生后有严重的智力障碍,生活不能自理,给患儿家庭造成极大的精神及经济负担。我国每年约有26 000个TORCH患儿出生,平均每小时就有3人,对优生优育与人口素质构成极大的威胁,因此对它的感染诊治工作应引起普遍关注。

TORCH感染是严重危害新生儿健康的重要因素之一,可导致多器官损害及一系列严重后遗症。因此,为减少病残儿的出生率及提高出生人口素质,临床工作者应进一步加强对孕妇的宣传教育,积极做好TORCH感染的血清学筛查以便及早发现不良妊娠并及时处理。对新生儿也应常规开展TORCH检测,了解新生儿TORCH感染情况,以便早干预、早治疗。TORCH感染的血清学筛查对优生优育具有重要现实意义,临床上应常规开展TORCH检测。

（四）检测方法

在我国最方便、最常用的早期筛查方法是采用ELISA酶免诊断技术。ELISA酶免检测方法是检测人体血清中的特异性IgM、IgG

抗体。由于 IgM 为早期感染指标,对胎儿影响巨大,所以 IgM 的检测备受关注,胎盘中特异性 IgM 的检测是诊断胎儿宫内感染的可靠依据。ELISA 试剂因其稳定、灵敏度高、特异性强、成本低等优点而在普通实验室中被广泛采用,但一般用来做定性,不能定量。

定量检测采用化学发光法,通过方法学评价,表明化学发光法 CLIA 测定的灵敏度高,批内和批间变异小,且具有良好的抗干扰能力,可去除标本中可能存在的病毒 IgG 抗体以及类风湿因子等的干扰,适用于常规临床工作。

(五)看懂 TORCH 血清学检测报告单

TORCH 感染后,患者特异性抗体 IgM、IgG 可迅速升高,IgM 出现早,可持续 6～12 周,IgG 出现晚,但可维持终生。因此,我们常把 IgG 阳性看作既往感染,IgM 阳性则作为初次感染的诊断指标。

1. IgG 阳性、IgM 阴性

IgG 阳性、IgM 阴性表明检测者曾经感染过这种病毒,或接种过疫苗,并且已产生免疫力,胎儿感染的可能性很小。

2. IgG 阴性、IgM 阴性

IgG 阴性、IgM 阴性表明检测者为易感人群。妊娠期最好重复 IgG 检查,观察是否阳转。

3. IgG 阳性、IgM 阳性

IgG 阳性、IgM 阳性表明检测者可能为原发性感染或再感染。可借 IgG 亲和试验加以鉴别。

4. IgG 阴性、IgM 阳性

IgG 阴性、IgM 阳性表明检测者近期感染过,或为急性感染,也可能是其他干扰因素造成的 IgM 假阳性。需 2 周后复查,如 IgG 阳转,为急性感染,否则判断为假阳性。

(六)结果处理

1. 单纯疱疹病毒感染

(1)危害

孕妇孕早期感染后会引起流产或胎儿畸形。它的致畸作用较巨细胞病毒感染弱。常见的畸形有眼部畸形(如小眼球、独眼、白内障及视神经乳头萎缩)、神经系统功能缺陷(如大脑皮质萎缩及痴呆)及骨骼和皮肤损伤。

(2)处理

血清单纯疱疹病毒 IgM 抗体阳性,可用清热解毒中药(如板蓝根)抑制病毒增殖和控制感染,病灶上涂以 1% 龙胆紫保持干燥。由于胎儿受影响概率小,一般没必要终止妊娠。分娩时原则上进行剖宫产,即使病变已治愈,初次感染发病不足 1 个月的,仍以剖宫产为宜。

2.风疹感染

(1)危害

孕早期感染风疹病毒可通过胎盘感染胎儿,引起流产、胎儿宫内发育迟缓及先天性风疹综合征。

先天性风疹综合征是指由于风疹病毒感染所引起的胎儿畸形综合征,主要包括眼部畸形(如先天性白内障、小眼畸形、斜视)、头小畸形、先天性心脏病、聋哑、腭裂、短指和并指、尿道下裂及溶血性贫血等。孕妇风疹感染越早,胎儿畸形发生率较高,畸形程度也越严重。

(2)处理

在妊娠早期感染风疹病毒(血清 IgM 抗体阳性),导致胎儿畸形发育的可能性很大,孕妇应终止妊娠。如果在孕中晚期感染,应进行产前诊断以排除胎儿感染后方能继续妊娠,孕妇用药也需谨慎,主要是对症治疗,注意避免药物对胎儿的损害。

3.弓形虫感染

(1)危害

孕早期弓形虫感染引起的胎儿畸形主要包括脑积水、小脑畸形、脉络膜视网膜炎及脑钙化。血行感染可引起胎儿多器官坏死性损害,如肝脾肿大、心肌炎及血小板减少症等。无症状感染可引起胎儿宫内发育迟缓及早产。孕晚期感染者一般不会引起胎儿发育异常。

（2）处理

孕早期要积极接受弓形虫抗体检查，急性感染者应遵医嘱及早进行抗虫治疗。对于早、中期妊娠（24 周以内）弓形虫抗体 IgM 阳性者，最好采取流产或给予药物治疗，减少胎儿宫内感染的发生。

4.巨细胞病毒感染

（1）危害

孕早期感染可引起流产及死胎，孕中晚期感染可引起胎儿黄疸、肝脾大、小脑畸形、脑积水、脑软化、白内障、巨细胞病毒肺炎、先天性心脏病、唇裂、腭裂等。

（2）处理

巨细胞病毒如血清抗体 IgM 或 IgG 阳性，都说明孕妇已感染。一般妊娠早期感染者可立即终止妊娠或等到妊娠 16～20 周抽羊水（或脐血）IgM 进行产前诊断，查明胎儿有否先天性感染。如确诊感染，应适时终止妊娠。

孕妇感染巨细胞病毒，绝大多数表现为亚临床型，一般无需特殊治疗。即使产前诊断发现宫内感染巨细胞病毒，也不主张药物治疗，因为药物治疗并不能改变宝宝的状况。只有在孕妇免疫功能低下，出现巨细胞病毒显性感染症状时，才考虑抗病毒治疗（只是对治疗孕妇起作用），比较特效的药物是更昔洛韦。如果已经是妊娠晚期，从宫颈管分离出巨细胞病毒，通常不必作特殊处理，可允许阴道分娩，因胎儿可能已在宫内受感染。由于新生儿尿液中可能有巨细胞病毒，用过的尿布应做消毒处理，或使用一次性尿布。

5.黄疸检查

TORCH 感染是新生儿高胆红素血症的重要病因之一。在新生儿高胆红素血症病例中，TORCH 感染患儿在出生时无明显临床症状，首先表现有黄疸，且 TORCH 感染组黄疸持续时间较非TORCH 感染组黄疸持续时间明显延长。这是因为 TORCH 感染首先抑制了葡萄糖醛酸转移酶的活性，胆红素代谢受到影响，黄疸消退延迟。

为提高优生优育,在新生儿出生前准确诊断是否有 TORCH 感染和感染的程度是医生的努力方向,因此要重视产前 TORCH 感染的筛查,同时在新生儿黄疸中应进行常规检查。

6. 注意事项

宫内感染的各种预防措施还不完善。对巨细胞病毒感染,高价免疫球蛋白及灭活疫苗均无效,减毒活疫苗的应用仍存在着困难。能预防单纯疱疹病毒和弓形虫感染的疫苗正在研制中。只有针对风疹病毒感染的风疹减毒活疫苗正在供应,可对 15 个月~12 岁的女孩注射一次,但孕妇不能使用。

因此,预防 TORCH 感染,重点应放在孕妇的个人卫生及防护上。比如,怀孕期间孕妇要避免与 TORCH 患者接触,也不要接触动物;不食用未煮熟的肉食品,更不可食生肉;接触生肉及处理猫、狗粪便时,需戴手套,至少事后要仔细反复洗手;对家猫及狗,也要喂熟食。此外,孕妇要做产前 TORCH 感染筛查,若孕早期发现有感染,可考虑终止妊娠。如果孕妇有梅毒、弓形虫病的,应进行治疗;孕妇生殖道有巨细胞病毒、单纯疱疹病毒感染的,应行剖宫产。

关于宫内感染的治疗,患儿除一般支持治疗、加强护理外,对单纯疱疹病毒感染的,可用无环鸟苷、丙氧鸟苷或阿糖腺苷治疗,但有一定的毒副作用。对先天性梅毒,可选用青霉素治疗,若青霉素过敏可改用先锋霉素。对弓形虫病,可用磺胺嘧啶、乙胺嘧啶或螺旋霉素治疗。上述各种疾病均应在有经验的医师指导下用药。

有一点要注意,即使在宫内未受感染的婴儿,还可以通过护理人员的手、飞沫、用具、衣物,甚至母亲的乳汁、输血而感染得病。因此,应对医护人员加强管理,一旦发现有病毒携带者,立即调离岗位。输血员应进行 TORCH 感染筛查,杜绝血源感染。如果发现乳母乳汁中含有病毒,应立即停止哺乳。

(仇岩)

参考文献

1.黄文林.分子病毒学[M].2版.北京:人民卫生出版社,2002.

2.贾文祥.医学微生物学[M].3版.北京:人民卫生出版社,2015.

3.李兰娟,任红.传染病学[M].9版.北京:人民卫生出版社.2018.

4.李凡,徐志凯.医学微生物学[M].9版.北京:人民卫生出版社.2018.

5.闻玉梅.精编现代医学微生物学[M].上海:复旦大学出版社,2020.

6.BROOKS G F, CARROLL K C, BUTEL J S,et al. Jawetz, Melnick & Adelberg's Medical Microbiology[M]. 25th ed. New York:McGraw-Hill,2010.